Mawe Albert DAKOUO

Qualidade da gentamicina injetável em Bamako

Mawe Albert DAKOUO

Qualidade da gentamicina injetável em Bamako

Avaliação da qualidade da gentamicina injetável dispensada nos centros de saúde e nas farmácias de Bamako

ScienciaScripts

DEDICACES

Dedico este modesto trabalho

► *Para Deus*

O Todo-Poderoso, o Clemente, o Misericordioso, que me deu a vida e me concedeu a oportunidade de fazer este trabalho. Que eu, Senhor, te sirva até ao fim da minha vida, te adore e faça apenas obras positivas e construtivas.

O Todo-Poderoso, o Clemente, o Misericordioso, que me deu a vida e me concedeu a oportunidade de fazer este trabalho. Que eu, Senhor, te sirva até ao fim da minha vida, te adore e faça apenas obras positivas e construtivas.

AGRADECIMENTOS

► *Ao meu pai Fidèle DAKOUO*

Abi, Pai, Patre, amo-te em todas as línguas e em todas as horas em que estive perto de ti. Cresci em paz e segurança, em alegria e bom humor. Devo a minha vida a ti, devo o meu gosto pela felicidade a ti. Foste o melhor pai e o melhor pai para mim. Meu pai, o meu desejo mais ardente é manter-te perto de mim durante muito tempo. Quero que os meus filhos tenham a oportunidade de ver um avô fabuloso. Um avô que lhes dará tudo o que ele me deu. A sabedoria, o conhecimento, a generosidade e o respeito que me ensinou. Lembro-me de que passávamos dias e noites a aprender desde a escola primária até ao bacharelato, por vezes com um chicote para o apoiar. Confesso que foi muito difícil, mas hoje, querido pai, permite-me expressar a minha imensa gratidão e o meu sincero agradecimento. Obrigado, pai, obrigado por tudo, pai! Estou-te imensamente grato, és uma pessoa excecional para mim, a minha maior oportunidade.

► *Para a minha mãe Dabou Florence KONE*

Querida mãe, não consigo encontrar palavras para te agradecer hoje. Este é o momento para eu agradecer a Deus Todo-Poderoso por nos ter dado a oportunidade de crescer consigo. Este trabalho é o fruto da tua paciência, dos teus sacrifícios e das tuas bênçãos.

► *Aos meus irmãos: Didi Vincent de Paul DAKOUO, Moussa DAKOUO, André DAKOUO*

► *Às minhas irmãs: Noellie DAKOUO, Reine Toumata DAKOUO, Clémentine Sohohan DAKOUO*

► *Para a minha sobrinha: Charlotte DAKOUO*

► *Para o meu sobrinho: Kenikouo Barthélémy TOGO*

A fraternidade não tem preço, como se costuma dizer. Espero que continue a ser um laço sagrado para todos nós. Estiveram sempre ao meu lado, rodeando-me com o vosso afeto, ajuda e conselhos. Nunca me faltou o vosso amor, o vosso encorajamento e as vossas orações. Que Deus nos dê coragem, vida longa e boa saúde para que possamos continuar a partilhar juntos estes momentos de alegria. Foste exemplar para mim, partilhando todas as minhas preocupações e não te poupando a esforços para me veres vencer. Não tenho palavras para exprimir tudo o que sinto. Aceitem a expressão do meu amor e do meu profundo afeto.

► *À família DAKOUO de Madiakwy e KONE de Banconi e Ségou*

Porque uma criança não pertence apenas aos seus pais biológicos, mas a toda a família. Pai, mãe, tios, primos, sobrinhas e sobrinhos, nunca haverá palavras suficientes para expressar a minha gratidão. Ao longo dos anos, deram-me um apoio inabalável. Sempre me apoiaram nas vossas orações e encorajaram-me nos meus estudos. A vossa presença, os vossos conselhos e a vossa generosidade encheram o meu coração de amor. Não esqueci nenhuma das vossas gentilezas para comigo. Que Deus vos encha com as vossas bênçãos.

► *Às famílias: KOUMARE, COULIBALY,*

A vossa simpatia e apoio, tanto moral como material, foram inestimáveis para mim neste trabalho. Aceitem a minha sincera gratidão.

► Para a falecida Drissa DIALLO

Caros colegas estudantes, obrigado pelos momentos de alegria e de dificuldade que partilhámos juntos; percorremos o caminho do conhecimento. Obrigado pelo que conseguimos construir juntos. Orgulho-me de pertencer a esta turma.

► Aos meus colegas da farmácia de Nassouba, sob a direção do Dr. Abdoul Karim COULIBALY e do Dr. DOUYON Seydou, do Dr. Cheick Sidi Tahara DIAKITÉ, do Dr. Demba DIAKITÉ :

Agradeço a Deus por me ter dado a oportunidade de trabalhar convosco.

► Aos meus colegas da farmácia Torokorobougou do Dr. AG FAKIKE, ficarão gravados no meu coração.

► Ao pessoal do LNS

Agradeço do fundo do coração a todos no LNS, especialmente ao Departamento de Controlo de Qualidade dos Medicamentos. Acolheram-me desde o primeiro dia do meu estágio. Todo o processo de análise deste estudo foi possível graças à vossa disponibilidade e colaboração. Mais do que um local de trabalho, deram-me o apoio que uma família deve ter. Não tenho palavras para expressar a minha profunda gratidão, obrigado à grande BENGALIA, à grande OUATTARA, ao tio SAYON, à tia Marie Curie, à DIAKITÉ Latifa, ao meu irmão Jacques DAKOUO e à minha querida tia Niélé TRAORE. Que Deus vos recompense.

AO NOSSO MESTRE E PRESIDENTE DO JÚRI

Professor Sékou BAH

► *Professor Catedrático de Farmacologia na FMOS /FAPH ;*

► *Membro do Comité Técnico de Farmacovigilância ;*

► *Mestrado em saúde comunitária internacional;*

► *Chefe do Serviço de Farmácia Hospitalar do Hospital Universitário Point G;*

► *Vice-Decano da Faculdade de Farmácia (FAPH)*

Mestre Honorário,

É para nós uma grande honra e um imenso prazer o facto de ter aceitado presidir a este júri, apesar dos seus inúmeros pedidos. A sua simplicidade, a sua sabedoria, a sua disponibilidade e a sua capacidade de escuta e de análise, a sua preocupação com o trabalho bem feito e o seu rigor científico são qualidades profissionais que nos suscitaram admiração e confiança. Queira aceitar, caro Mestre, a expressão da nossa mais profunda gratidão.

AO NOSSO PROFESSOR E MEMBRO DO JÚRI

Dr. Dominique Patomo ARAMA

► *Docente da Faculdade de Farmácia da USTTB;*

► *Vice-Presidente Executivo, Produtos Farmacêuticos e Medicamentos ;*

► *Membro do Comité de Peritos da OOAS para a Certificação de Produtos produtos farmacêuticos ;*

► *Certificado em conhecimentos práticos e gestão de dispositivos médicos ;*

► *Estrela de Prata de Mérito Nacional com efígie de Leão em pé.*

Caro Mestre,

Gostaríamos de lhe agradecer muito a sua disponibilidade e simpatia na apreciação do nosso trabalho. As suas qualidades científicas e humanas fazem de si um orientador modesto e exemplar. Na esperança de que este trabalho corresponda às suas expectativas, assegure-se, caro Mestre, da nossa total disponibilidade e receba a expressão da nossa mais profunda gratidão.

AO NOSSO PROFESSOR E MEMBRO DO JÚRI

Dr. Ousmane TRAORE

► *Farmacêutico ;*

► *Especialista em garantia de qualidade de medicamentos ;*

► *Especialista na utilização racional dos medicamentos;*

Caro Mestre;

Ficámos impressionados com a espontaneidade com que aceitou avaliar este trabalho. Não podemos dizer o suficiente sobre a medida em que o seu espírito crítico e a sua abordagem científica rigorosa nos foram úteis.

Queira aceitar, Senhor Mestre, a expressão da nossa mais profunda gratidão.

AO NOSSO MESTRE E SUPERVISOR

Professor Benoît Yaranga KOUMARE

► *Farmacêutico, Professor de Química Analítica/Bromatologia na USTTB;*

► *Diretor-Geral do Laboratório Nacional de Saúde de Bamako ;*

► *Especialista em Garantia e Controlo de Qualidade de Medicamentos / Farmacoterapia (prescrição racional de medicamentos) e neurofarmacologia;*

► *Perito analista e farmacologista da Comissão Nacional*

d'Autorisation de Mise sur le Marché des Médicaments au Mali (CNAMM);

► *Perito de qualidade do Comité Regional dos Medicamentos Veterinários no âmbito do*

UEMOA ;

► *Membro da Société Ouest Africaine de Chimie (SOACHIM);*

► *Medalhista, Cavaleiro da Ordem de Mérito da Saúde no Mali.*

Caro Mestre,

Estou-vos infinitamente grato pelo vosso investimento neste trabalho e pela confiança que demonstraram ao permitirem-me trabalhar nesta tese. A vossa simpatia, seriedade, competência, pragmatismo e, acima de tudo, as vossas qualidades humanas deixaram uma impressão duradoura em mim. Orgulhamo-nos de ter beneficiado da sua formação. Lembrar-nos-emos sempre de si como um excelente professor e um profissional digno de respeito.

ÍNDICE DE CONTEÚDOS

INTRODUÇÃO

O mercado dos medicamentos evoluiu consideravelmente nos últimos anos. A livre circulação dos medicamentos deu origem a uma série de dificuldades, nomeadamente a perda de controlo da qualidade de certos produtos. Foi neste contexto que surgiram as noções de medicamentos de contrafação e de marca enganosa e de utilização irracional de medicamentos. Convém igualmente sublinhar que estes dois flagelos, ligados ao aumento constante do comércio ilegal de medicamentos, são as principais causas da ineficácia terapêutica (1).

A presença de produtos médicos de qualidade inferior ou falsificados nos países e a sua utilização pelos doentes ameaçam comprometer os progressos no sentido da realização dos objectivos de desenvolvimento sustentável. Estes produtos podem ser de qualidade insuficiente, inseguros ou ineficazes, ameaçando a saúde das pessoas que os consomem. O problema dos produtos médicos de qualidade inferior ou falsificados continua a aumentar com a crescente complexidade dos sistemas globalizados de fabrico e distribuição. Esta complexidade aumenta o risco de erros de produção ou de deterioração dos medicamentos entre a fábrica e o consumidor. O crescimento da procura de medicamentos, vacinas e outros produtos médicos em quase todos os países, associado a cadeias de abastecimento mal geridas e ao aumento do comércio, proporciona oportunidades para a entrada de medicamentos falsificados nas cadeias de abastecimento (2).

Nos países de baixo e médio rendimento, estima-se que 10% dos produtos médicos são de qualidade inferior ou falsificados. Com base no modelo da OMS que utiliza estes dados, até 72 430 mortes por pneumonia infantil podem ser atribuídas à utilização de medicamentos não conformes com as normas/falsificados (2). O relatório da Assembleia Mundial da Saúde de 2019 estima que apenas 30% das autoridades reguladoras nacionais em todo o mundo têm capacidade para desempenhar todas as funções reguladoras essenciais dos medicamentos (3).

Outro estudo sobre a criação da Agência Africana de Medicamentos (AMA): progressos, desafios e preparação regulamentar estima que apenas 7% dos países africanos têm uma capacidade regulamentar moderadamente desenvolvida e mais de 90% têm pouca ou nenhuma capacidade (4).

A gentamicina é produzida por microrganismos do género Micromonospora, sendo o principal produtor a bactéria actinomiceta Micromonospora echinospora (5).

A gentamicina foi aprovada pela primeira vez pela Food and Drug Administration para utilização intramuscular (IM) em 1969 e para utilização intravenosa (IV) em 1971 (5). É geralmente utilizada como tratamento curativo em combinação com antibióticos beta-lactâmicos. No entanto, pode também ser prescrita como monoterapia em determinadas situações clínicas, nomeadamente para o tratamento de infecções por bactérias Gram-negativas. Nestes casos, é uma arma importante para o clínico terapêutico devido à sua eficácia no tratamento das infecções do trato urinário.

Atualmente, porém, a eficácia dos antibióticos é gravemente afetada pelo aparecimento da resistência antimicrobiana. De acordo com a definição da Organização Mundial de Saúde (OMS), a resistência "ocorre quando bactérias, vírus, fungos e parasitas evoluem ao longo do tempo e deixam de responder aos medicamentos, tornando o tratamento das infecções mais complexo e aumentando o risco de propagação, doença grave e morte". Do mesmo modo, a

resistência aos antibióticos ocorre quando as bactérias evoluem em resposta à utilização inadequada de antibióticos, tornando-se a pressão inibitória insuficiente (6). As bactérias resistentes, presentes nos hospitais mas também na comunidade, conduzem assim a um aumento da morbilidade e da mortalidade. Este fenómeno é atualmente considerado como um dos maiores problemas de saúde pública no mundo (6). O Mali tem de fazer face à emergência deste problema. Murray e colegas mostraram que a região da África Ocidental tem a taxa de mortalidade mais elevada associada à resistência antimicrobiana (mais de 100 mortes por 100.000) (6). Num mundo marcado pelo aumento da quimiorresistência, que conduz à adoção de terapias combinadas, pelo advento de medicamentos genéricos de várias origens e pela disseminação de medicamentos contrafeitos e de má qualidade, muitas vezes sem princípios activos ou com princípios activos falsificados, as autoridades reguladoras farmacêuticas devem estar mais vigilantes. Garantir a qualidade dos produtos farmacêuticos, quer sejam fabricados localmente ou importados, é fundamental para qualquer sistema de saúde. A utilização de medicamentos ineficazes, de má qualidade e nocivos pode levar ao fracasso terapêutico, ao agravamento da doença, à resistência aos medicamentos e mesmo à morte. Contribui igualmente para reduzir a confiança dos consumidores nos sistemas de saúde, nos prestadores de cuidados de saúde, nos fabricantes e nos distribuidores de produtos farmacêuticos (2).
O objetivo estratégico 4 do PAN visa otimizar a utilização de agentes antimicrobianos nos cuidados de saúde

produção humana, animal, ambiental e vegetal(7).

Para um país importador de medicamentos como o Mali, é essencial garantir que a gentamicina injetável dispensada nos centros de saúde e nas farmácias privadas do Mali seja de boa qualidade. Foi com isto em mente que realizámos este estudo, que analisou a qualidade da gentamicina injetável dispensada nos centros de saúde e nas farmácias privadas do distrito de Bamako.

OBJECTIVOS

1. OBJECTIVO

Avaliar a qualidade da gentamicina injetável dispensada nos centros de saúde e nas farmácias privadas de Bamako.

2. OBJECTIVOS ESPECÍFICOS

√ Determinar a prevalência de gentamicina de baixo grau em circulação em instituições de saúde seleccionadas;

√ Determinar o estado de registo da gentamicina amostrada;

√ Fornecer dados sobre a qualidade da gentamicina ao DPM para eventuais acções regulamentares/administrativas.

3. Política farmacêutica nacional

O Mali tem uma Política Farmacêutica Nacional (PNF) adoptada em 1999. Foi revista em 2012. O objetivo geral desta política é garantir o acesso equitativo da população a medicamentos essenciais de qualidade e promover a sua utilização racional.

Para garantir um abastecimento adequado de produtos de saúde à população, foi elaborado em 1995 um Plano Diretor de Abastecimento de Medicamentos Essenciais (SDAME), revisto em 2010 para se tornar o Plano Diretor de Abastecimento e Distribuição de Medicamentos Essenciais (SDADME). Este plano descreve o sistema de abastecimento e as funções e responsabilidades dos actores nos diferentes níveis da pirâmide sanitária. A Decisão n.º 2011-774/MS-SG, de 11 de julho de 2011, torna obrigatória a aplicação do SDADME. O objetivo do SDADME é assegurar o correto abastecimento de produtos de saúde à população em todo o território nacional.

No Mali, os produtos de saúde são fornecidos pela Pharmacie Populaire du Mali (PPM), que é o instrumento privilegiado do Estado para o fornecimento, a armazenagem e a distribuição de produtos de saúde no âmbito de um plano de contratos Estado-PPM. Este sistema é completado pelo sector privado através de estabelecimentos de importação e de venda por grosso de produtos farmacêuticos, também designados por grossistas privados (8).

4. Plano diretor para o fornecimento e distribuição de medicamentos essenciais

-Produtos para a saúde (SDADME-PS)

Mecanismo que descreve as medidas práticas e funcionais que devem permitir aos estabelecimentos de saúde assegurar um abastecimento correto e contínuo de medicamentos essenciais e de outros produtos de saúde de qualidade, acessíveis às comunidades (8).

4.1.Princípios de aplicação do SDADME - PS

• Recuperação dos custos e participação da comunidade na gestão dos produtos de saúde;

• Controlo das necessidades em cada nível: os diferentes níveis (PPM, Hospitais, CSRéf, CSCom) são responsáveis pela estimativa contínua das suas necessidades em termos de produtos, serviços e equipamentos de saúde.

encomendas, compras e gestão ;

• Determinação e constituição das existências iniciais: constituição do fundo de maneio ;

• Para reforçar a rede de distribuição, a fim de aproximar os produtos de saúde dos utentes e reduzir os custos de aproximação e o risco de rutura de existências, foi definida uma rede com as seguintes características: lojas centrais (PPM); lojas regionais (PPM), farmácias, etc. Hospitais, DRC, DV e estabelecimentos privados que importam e vendem por grosso produtos farmacêuticos;

• Para otimizar a distribuição, o abastecimento baseia-se na estrutura mais adequada. mais acessível: Armazém Regional da Farmácia Popular do Mali (MR-PPM), Departamento Repartidor do Cercle (DRC).

• Procedimentos nacionais de adjudicação de contratos (concursos públicos, etc.) de acordo com um plano anual de aquisições: para garantir a acessibilidade e a qualidade dos produtos de saúde.

• A integração no SDADME-PS da gestão de todos os produtos de saúde, pagos pelos doentes ou gratuitos, a fim de controlar as necessidades de consumo e garantir a sua disponibilidade e qualidade através da aplicação das melhores práticas.
profissional.

• Reforço da gestão de todo o sistema: definição de um plano de contabilidade,

participação na comunidade ;

• A organização de controlo e inspeção da qualidade;

• Maior disponibilidade de medicamentos genéricos essenciais com DCI no sector privado;

• Formação e informação das partes interessadas ;

• Informação e educação dos beneficiários: deve abranger os medicamentos essenciais sob a forma de DCI, as suas propriedades, os seus benefícios, as precauções de utilização, os serviços que os fornecem e os benefícios da recuperação dos custos;

• Acompanhamento "ativo" e reforço através da investigação operacional: através da avaliação contínua utilizando indicadores pertinentes e da organização de investigação operacional sobre temas que ajudem a clarificar certas questões e a reajustar o
estratégias(8).

5. Medicamentos

Entende-se por medicamento qualquer substância ou composição apresentada como possuindo propriedades curativas ou preventivas relativamente a doenças humanas ou animais, bem como qualquer produto que possa ser administrado a pessoas ou animais com vista a estabelecer um diagnóstico médico ou a restaurar, corrigir ou modificar a sua função orgânica (8).

5.1.Componentes de um medicamento

Os medicamentos são constituídos por três componentes principais:

5.1.1. Princípio ativo

É uma substância de origem química ou natural com um mecanismo de ação curativo ou preventivo específico. Por outras palavras, é o elemento que possui as propriedades farmacológicas curativas ou preventivas do medicamento. É sempre o princípio ativo que se designa por medicamento. Estas substâncias destinam-se a ter uma ação farmacológica ou qualquer outro efeito direto para o diagnóstico, a cura, a atenuação, o tratamento ou a prevenção de uma doença, ou para afetar a estrutura e a função do organismo.

5.1.2. Excipiente

Um excipiente é uma substância ou mistura de substâncias de origem química ou natural, inativa em si mesma contra a doença, que, quando utilizada na formulação, facilita a preparação e a utilização do medicamento. O excipiente pode também desempenhar um papel importante na libertação do princípio ativo do medicamento, modificando assim a sua atividade terapêutica.

Exemplos de excipientes incluem os amidos modificados e as celuloses modificadas, que são agentes desintegrantes utilizados em formas secas (comprimidos, cápsulas, etc.) para acelerar a sua desintegração (ou desintegração) quando chegam ao estômago.

5.1.3. Embalagem

Todos os elementos materiais destinados a proteger o medicamento durante o seu ciclo de vida; é feita uma distinção entre a embalagem primária em contacto com o medicamento e a embalagem secundária que não está em contacto com o medicamento e que complementa a embalagem primária (9).

5.2.Nomes de medicamentos

Segundo a OMS, trata-se do nome globalmente reconhecido para cada substância farmacêutica, substituindo a sua denominação química, raramente simples. Um medicamento tem uma denominação química, uma denominação comum internacional (DCI) e uma denominação comercial (10,11).

5.2.1. Denominação química

O nome químico ou científico corresponde à fórmula química da substância que compõe o medicamento.

5.2.2. Denominação Comum Internacional (DCI)

A Denominação Comum Internacional (DCI) ou nome genérico é atribuído pela OMS. Esta denominação é composta por segmentos-chave que fornecem informações sobre a origem e o modo de ação farmacológica do produto.

5.2.3.Nome comercial

O nome de marca ou farmacêutico é escolhido pelo fabricante do medicamento. Este nome é geralmente curto e fácil de memorizar, mas ao contrário da DCI, pode diferir de um país para outro para o mesmo medicamento.

5.3. Diferentes formas de medicamentos

A "forma" de um medicamento não se refere apenas ao seu aspeto físico. Refere-se a todos os parâmetros que lhe são conferidos durante o fabrico. O termo "forma" é uma abreviatura da expressão "forma galénica", referindo-se à farmácia galénica, que é a "ciência e arte de preparar, conservar e apresentar os medicamentos". O seu nome vem do médico grego Galeno (12). As formas existentes são geralmente classificadas de acordo com a **via de administração** do medicamento.

5.3.1.Formas orais de medicamentos ;

Os medicamentos deglutíveis apresentam-se sob a forma de :

• Líquidos, como xaropes, soluções (ou gotas, muitas vezes diluídas num copo de água), etc. ;

• Sólidos, tais como comprimidos, pílulas, pastilhas, cápsulas, grânulos, pós, etc.

5.3.2. Formas dérmicas ou transdérmicas

Estes medicamentos são administrados através da **pele**: são aplicados na pele da mesma forma que os cremes, pomadas, géis, etc. O adesivo, que é colado à pele, é um dispositivo transdérmico que permite que o medicamento passe lenta e uniformemente através da pele antes de entrar na corrente sanguínea.

5.3.3. Formas injectáveis de medicamentos

Os medicamentos administrados **por injeção** assumem a forma de implantes sólidos ou líquidos para injeção:

• Intravenosa ;

• Intramuscular ;

• Ou subcutânea.

5.3.4. Formas farmacêuticas que atravessam as membranas mucosas

Existem várias vias de administração de medicamentos através das mucosas:

• A **via perlingual**, que consiste em deixar o medicamento fundir-se sob a língua, como é o caso de certos comprimidos ou soluções (nomeadamente em pó);
• A **via nasal**. Estes medicamentos são introduzidos no nariz: soluções, pós, pomadas, cremes;
• A **via pulmonar**, como a inalação ;

• **Via rectal**, como supositórios, certos líquidos ou espumas específicas;

• A **via vaginal:** refere-se a óvulos, comprimidos ou cápsulas que atravessam a mucosa vaginal;
• **Via ocular**: gotas para os olhos, pomadas, cremes, soluções de lavagem, lágrimas artificiais, etc., a aplicar nos olhos.
• A **via auricular**. Estes medicamentos são colocados no canal auditivo: gotas auriculares, pomadas, cremes (12).

5.4. Categorias de medicamentos

Em função da origem das suas fórmulas de preparação, temos :

► Medicamento magistral: É qualquer preparação efectuada por um farmacêutico na sua farmácia com base numa fórmula especificada numa receita médica (13).

► Medicamento de referência: Trata-se de uma preparação cuja composição e modo de preparação constam da farmacopeia ou de um formulário nacional (13).

► Medicamento de especialidade: Trata-se de um medicamento preparado antecipadamente, apresentado numa embalagem específica, comercializado com um nome especial e destinado a ser dispensado em várias farmácias (13).

► Medicamento genérico: O medicamento genérico refere-se a qualquer medicamento patenteado cuja patente tenha expirado e entrado no domínio público (8).

► Medicamentos tradicionais melhorados: Trata-se de medicamentos derivados da farmacopeia tradicional local, com limites de toxicidade definidos, atividade farmacológica confirmada por investigação científica, dosagem quantificada e qualidade controlada quando são colocados no mercado (8).

5.5.Lote e número do lote

► **Lote:** o lote é a quantidade de um medicamento fabricado durante um determinado ciclo de produção. ou produção. A qualidade essencial de um lote de produção é a sua homogeneidade.

► **Número de lote:** o número de lote é a designação (impressa no rótulo de um medicamento sob a forma de números e/ou letras) que permite identificar o lote a que pertence uma determinada caixa de medicamento e é a partir deste número que se pode estabelecer a rastreabilidade da produção e da distribuição. Por diversas razões, um laboratório pode

ser obrigados a recolher medicamentos, e é graças a este número de lote que a recolha de lotes

pode ser efectuada (9).

5.6. Medicamentos essenciais

Um medicamento essencial é qualquer produto cuja eficácia e segurança tenham sido cientificamente demonstradas e que seja essencial para a prestação de cuidados básicos de saúde preventivos e curativos para cerca de 80% das patologias locais (8).

6. Noção de infração

6.1. Definição :

De acordo com a OMS, "um medicamento contrafeito é aquele que é deliberada e fraudulentamente rotulado de forma incorrecta para indicar a sua identidade e/ou verdadeira origem". Pode tratar-se de uma especialidade ou de um produto genérico e, entre os produtos contrafeitos, há aqueles que contêm os ingredientes certos e outros que contêm os ingredientes errados, ou mesmo nenhum ingrediente ativo. Outros contêm um ingrediente ativo insuficiente e a sua embalagem foi adulterada (14).

A contrafação pode dizer respeito a um produto de referência (de marca) ou a um medicamento genérico. Pode assumir várias formas: apresentação e/ou composição idênticas; composição diferente (ausência, subdosagem ou sobredosagem do princípio ativo, presença de ingredientes nocivos); embalagem falsificada (embalagens falsas, por exemplo, para "adiar" a data de validade de medicamentos fora de prazo).

6.2. Falsificado

A Organização Mundial de Saúde (OMS) define um medicamento falsificado como aquele cuja identidade, composição ou origem são deliberada e fraudulentamente deturpadas. Fabricantes desconhecidos produzem estes medicamentos em condições insalubres e não controladas. Podem conter contaminantes nocivos, componentes inactivos (como giz ou amido de milho ou de batata), o IFA errado ou a quantidade errada do IFA correto, ou nenhum IFA. Os medicamentos falsificados têm, muitas vezes, praticamente a mesma embalagem que o medicamento genuíno, o que torna difícil a distinção entre os dois sem a realização de testes de deteção dos ingredientes do medicamento.

(15). Um medicamento falsificado é qualquer medicamento com uma apresentação falsa de, pelo menos, uma das seguintes características:

■ A sua identidade, incluindo a sua embalagem e rotulagem, o seu nome ou composição no caso de qualquer um dos seus constituintes, incluindo os excipientes, e a dosagem destes constituintes;

■ A sua origem, incluindo o fabricante, o país de fabrico, o país de origem ou

o titular da autorização de introdução no mercado ;

■ A sua história, incluindo registos e documentos relativos aos canais de distribuição utilizados (16).

6.3.Medicamentos de qualidade inferior

A OMS define um medicamento de qualidade inferior, também conhecido como "fora de especificação", como um produto médico autorizado que não cumpre as suas normas de qualidade ou especificações, ou ambas. São essencialmente fabricados por fabricantes idóneos, sem qualquer intenção de enganar ou ludibriar o doente (15).

7. AMINOGLICOSÍDEOS

7.1.Introdução

Os aminoglicosídeos ou aminósidos são amino-açúcares que, em função da sua estrutura química, podem ser divididos em dois grupos principais: a estreptomicina e os seus derivados, por um lado, e o grupo das 2-deoxistreptaminas, por outro. Trata-se de compostos orgânicos básicos, solúveis em água, com um peso molecular de 500 a 800 DA. A sua atividade antibacteriana óptima ocorre a um pH de 7,5 a 8,5. Os aminoglicosídeos são antibióticos rapidamente bactericidas, que actuam em especial nos bacilos Gram-negativos aeróbios, nos estafilococos e nos bacilos Gram-positivos. São pouco activos ou inactivos contra os anaeróbios, os estreptococos e os pneumococos. A sua combinação com antibióticos B-lactâmicos, fluoroquinolonas e antibióticos polipeptídicos é sinérgica (17).

7.2.Classificação

Os aminoglicosídeos podem ser divididos em dois grupos (Quadro 1).

■ Estreptomicina e seus derivados, que combinam estreptidina com uma pentose e uma glucosamina

■ Desoxistreptaminas, divididas em dois grupos, consoante as substituições ocorram na posição 4,5 ou 4,6.

Tabela I: Distribuição dos aminoglicosídeos

Deoxistreptamines		Other
4,5-Bisubstituted4	,6-Bisubstituted	
	NeomycinKanamycins A, B, C	Streptomycin
Ribostamycin	Dideoxykanamycin	Spectinomycin
Lividomycin	Tobramycin	Apramycin
Paromomycin	Gentamicin	Fortimicin
ButiromycinSisomicin Isepamicin	, Netilmicin, Amikacin, Sagamicin, Dibekacin, Arbecacin	

18

7.3. Mecanismo de ação

Kasugamicina Istamicina Dactomicina Actuam essencialmente no ribossoma bacteriano, interferindo na leitura do código genético e inibindo todas as fases da síntese proteica. A sua atividade bactericida é geralmente dependente da concentração e existe um efeito pós-antibiótico. Estas duas propriedades, associadas a uma redução da toxicidade, explicam a redução do número de injecções para a mesma dose diária.

A maioria dos estudos sobre o seu modo de ação foi realizada com a estreptomicina. O ribossoma foi identificado como o alvo preferencial de todos os aminoglicosídeos testados. Foram observadas alterações do ribossoma nos mutantes, tendo sido identificadas e caracterizadas as proteínas ribossómicas afectadas pela mutação. Embora o ribossoma tenha sido identificado como o principal alvo da ação dos aminoglicosídeos, os estudos sobre o modo de ação exato são complicados pelo facto de estes produtos (a canamicina e a gentamicina têm a mesma ação que a estreptomicina) terem efeitos diferentes e aparentemente não relacionados nas bactérias em cultura. Por exemplo, foram observadas modificações nas membranas, inibição da síntese proteica, modificações na síntese de ARN e alterações morfológicas.

A inibição da síntese proteica a nível ribossómico é o mecanismo de ação mais provável dos aminoglicosídeos. Os efeitos concomitantes contribuem para a atividade bactericida, uma vez que os aminoglicosídeos concentrados na célula são capazes de produzir efeitos letais, devido, em particular, ao papel das modificações da membrana.

7.4. Relações estrutura-atividade dos aminoglicosídeos

Foram efectuados vários estudos sobre a relação estrutura-atividade dos aminoglicosídeos. Estudos iniciais com estreptomicina sugerem que o número de grupos amino determina a eficácia do composto. No entanto, outros grupos são igualmente importantes.

Deste modo, a estreptamina substitui a desoxistreptamina sem afetar a eficácia da neomicina. A fortimicina não contém nem estreptamina nem desoxistreptamina, mas a sua estrutura contém grupos cuja disposição resulta num comportamento idêntico em relação aos receptores ribossómicos. Os compostos que contêm um grupo epistreptamina são menos activos, mas outras modificações do anel desoxistreptamina não alteram necessariamente a atividade do produto. Este ciclo é muito importante, mas não é o único fator de atividade (15).

São conhecidas outras modificações estruturais. A perda de um grupo hidroxilo não altera a atividade contra o ribossoma, mas afecta o espetro antibacteriano do aminoglicosídeo. A atividade superior da gentamicina e da tobramicina contra a Pseudomonas aeruginosa parece estar ligada a diferenças nas propriedades de transporte dos compostos 3'-OH e 3'-deoxi. A atividade antipseudomonas da amicacina é reforçada pela proteção contra a inativação enzimática por substituição no grupo amino.

Outras modificações estruturais podem levar a alterações no espetro dos aminoglicosídeos. Por exemplo, contra estirpes resistentes, as alterações estruturais podem restringir a atividade das enzimas inactivadoras. O número de grupos amino afecta a atividade dos compostos, e alguns são mais importantes do que outros. É o caso do 6', que é mais importante do que o 2'. Assim, a canamicina B com um açúcar 2',6-diamino é mais ativa do que a canamicina A com um açúcar 2'-amino.

7.5. Mecanismos de resistência

Algumas bactérias podem ser natural e consistentemente resistentes aos aminoglicosídeos, em particular os anaeróbios obrigatórios, como o Bacteroides e o Clostridium, ou certos aeróbios e anaeróbios, como o Streptococcus pyogenes, o Streptococcus pneumoniae e o Enterococcus faecalis. Para o conjunto dos estreptococos, a resistência é baixa, entre 16 e 256 mg/litro para a estreptomicina e entre 4 e 128 mg/litro para a gentamicina, e este baixo nível pode ser explicado por um transporte ativo ineficaz através da membrana bacteriana. Treponema, Leptospira e Actinomycetes spp. são naturalmente resistentes aos aminoglicosídeos. As bactérias podem adquirir resistência aos aminoglicosídeos e este fenómeno foi exacerbado nos anos entre 1985 e 1990.

A resistência pode ser adquirida através de quatro mecanismos:

- alteração do alvo,

- interferência no transporte de antibióticos (efluxo),

- inibição enzimática do antibiótico, e

- substituição de objectivos.

Os três primeiros mecanismos são secundários a mutações cromossómicas ou mediadas por plasmídeos. O quarto só é observado após a aquisição de resistência a plasmídeos ou transposões. A resistência aos aminoglicosídeos pode ocorrer após uma mutação (alteração-interferência) ou após a aquisição de um plasmídeo (ação enzimática). A alteração do alvo ribossómico está associada a uma mutação, sendo que a substituição de um único aminoácido provoca uma redução da afinidade do ribossoma pelo aminoglicosídeo. Este facto conduz frequentemente a uma forte resistência desde o início. Esta resistência não é cruzada entre aminoglicosídeos, dada a multiplicidade de sítios de ligação. As modificações encontradas são a acetilação, a fosforilação e a adenilação. (Nota: ácido adenílico = adenosina 5-fosfato; a adelilação implica a ligação através do fosfato). As enzimas são designadas por AAC (aminoglicosídeo acetiltransferase), APH (aminósido fosfotransferase) e ANT (aminósido nucleotidiltransferase) (por vezes AAD, aminósido adenililtransferase). Diferem na reação que catalisam, a posição de derivatização (figura 1).

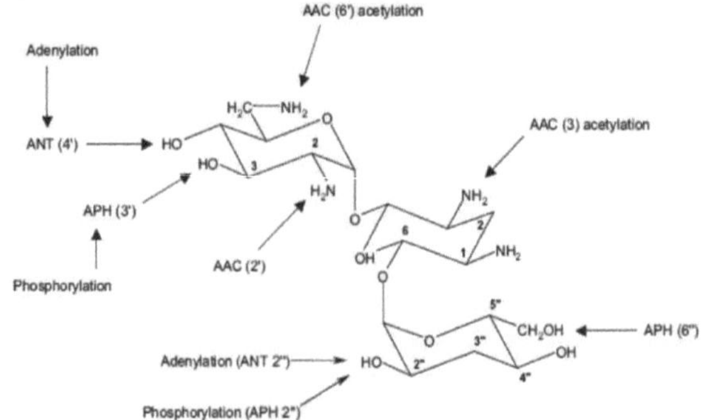

Figura 1: Locais de inativação enzimática dos aminoglicosídeos

7.6.Farmacologia

⭻ Absorção

A absorção é completa após administração intramuscular. A ligação às proteínas é reduzida ou nula. A semi-vida de eliminação aparente é de aproximadamente 2 horas e a eliminação é predominantemente renal, com filtração glomerular e reabsorção tubular. A farmacocinética de eliminação é independente da dose e da via de administração. A difusão tecidular é baixa, mas ocorre acumulação renal, particularmente no córtex. A insuficiência renal provoca um aumento acentuado da semi-vida de eliminação e exige um ajuste da dose. A gentamicina, a tobramicina, a sisomicina, a netilmicina e a dibekacina são administradas clinicamente numa dose unitária de 1 a 2 mg/kg de peso corporal. As concentrações séricas máximas obtidas após injeção intramuscular situam-se entre 4 e 7 mg/litro.

A estreptomicina, a canamicina e a amicacina são prescritas clinicamente em doses unitárias de cerca de 7,5 mg/kg (500 mg). As concentrações séricas máximas situam-se entre 15 e 25 mg/litro. A semi-vida de distribuição sérica situa-se entre 0,20 e 0,40 horas para todos os aminoglicosídeos. Estudos farmacocinéticos efectuados nos mesmos indivíduos com doses diferentes demonstraram que a farmacocinética é independente da dose. A concentração e a área sob as curvas são proporcionais à dose e não são afectadas pelo regime de dosagem ou pela semi-vida de eliminação. Este facto, associado a estudos de eficácia e toxicidade, constitui um argumento a favor da administração uma vez por dia.

⭻ Metabolismo e excreção

A biotransformação dos aminoglicosídeos é negligenciável (10%). Encontram-se quase inteiramente na forma inalterada e biologicamente ativa na urina.

■ Excreção biliar

A via biliar é apenas uma via muito secundária de eliminação dos aminoglicosídeos (0,5 a 2

% da dose administrada) sem ciclo entero-hepático. Por este motivo, os distúrbios hepatobiliares têm pouco efeito na eliminação. Foram encontradas concentrações biliares efectivas de canamicina, gentamicina e tobramicina em doentes sem obstrução biliar. Pelo contrário, a penetração nas vias biliares é fraca na presença de cálculos biliares ou de insuficiência hepática grave.

■ Eliminação renal

A via renal é a principal via de eliminação dos aminoglicosídeos. As concentrações urinárias são muito elevadas e a eliminação é rápida. Oitenta a 90% da dose administrada é recuperada na urina em 24 horas. A administração de uma probenecida não afecta a eliminação, o que tende a provar a ausência de secreção tubular. Os aminoglicosídeos são eliminados por filtração glomerular e são parcialmente reabsorvidos no túbulo proximal. Por este motivo, a depuração renal é inferior à depuração da creatinina (CLCR). A depuração sérica total é semelhante à depuração renal, confirmando a ausência de metabolismo.

7.7. Gentamicina

A gentamicina é um antibiótico aminoglicosídeo. É um inibidor bactericida da síntese proteica. A sua principal utilização é no tratamento de infecções causadas por bactérias Gram-negativas aeróbias. O ingrediente ativo é um complexo de oligossacáridos, cujo núcleo é a desoxistreptamina, obtida por fermentação de actinomicetos de um só esporo do género Micromonospora. A gentamicina é uma mistura de três componentes com aproximadamente a mesma atividade (Figura 2).

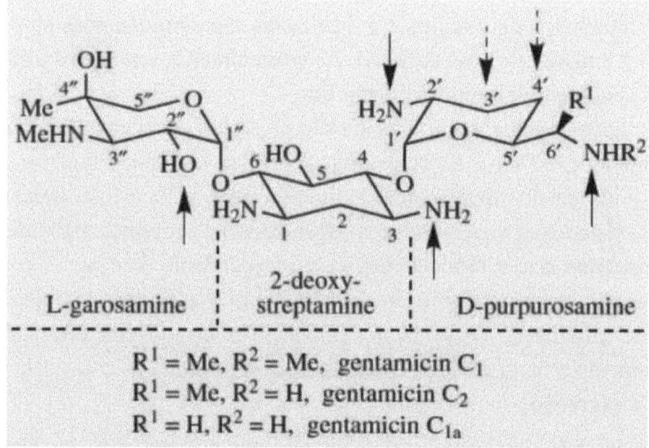

Figura 2: Estrutura geral da gentamicina O espetro antibacteriano natural da gentamicina é o seguinte

- As espécies geralmente susceptíveis são os bacilos gram-negativos, os bacilos gram-positivos e os estafilococos sensíveis à meticilina;
- as espécies geralmente resistentes são os estreptococos, os pneumonococos, os fungos e os vírus.

meningococos, bacilos da tuberculose, treponemas e germes anaeróbios.

Quando a gentamicina é administrada por via oral em doses terapêuticas, praticamente não atravessa a barreira digestiva. Quando administrada por via parentérica, a gentamicina difunde-se em todos os tecidos, exceto na próstata. Não atravessa a barreira hemato-encefálica. É administrada por via intramuscular ou intravenosa como perfusão descontínua durante um período de 30 a 60 minutos. A ligação às proteínas plasmáticas é baixa (0 a 3%). A eliminação é rápida, em 6 a 8 horas, por filtração glomerular, na forma inalterada e, portanto, ativa. A semi-vida é de 2 a 4 horas em adultos normorenais e de 3 a 6 horas em bebés e recém-nascidos. A solução de sulfato de gentamicina é uma solução injetável estéril, geralmente fornecida em frascos ou ampolas. A gentamicina é um produto de fermentação fornecido como um sal de sulfato. Este sal é transformado numa solução injetável estéril através de uma formulação normalizada e de um processo de enchimento/acabamento. A Gentamicina Injetável é uma solução estéril de sulfato de gentamicina em água para injeção e está disponível principalmente em frascos para injectáveis ou ampolas de 2 ml em duas dosagens (10 mg/mL ou 40 mg/mL) para administração parentérica. O sulfato de gentamicina, um antibiótico hidrossolúvel do grupo dos aminoglicosídeos, é um sal de sulfato das fracções C1, C1a C2 e C2a da gentamicina, derivado do crescimento de Micromonospora echinospora, um actinomiceto. Trata-se de uma solução límpida, incolor e inodora, diluída em cloreto de sódio a 0,9% ou numa solução de glucose a 5%. Foi patenteada em 1962 e aprovada para uso médico em 1964. A gentamicina é um dos aminoglicosídeos mais frequentemente prescritos, devido ao seu amplo espetro de ação, baixo custo e elevada disponibilidade. É eficaz tanto contra organismos Gram-positivos como Gram-negativos, mas é particularmente útil no tratamento de infecções Gram-negativas (18). Infelizmente, a ototoxicidade da gentamicina é, em muitos casos, irreversível. A nefrotoxicidade é geralmente reversível. As precauções para um manuseamento seguro incluem evitar o contacto com soluções concentradas (19).

8. Classificação AWaRe :

✚ Desafio à classificação AWaRe dos antibióticos

✓ A nível mundial, a utilização de agentes antimicrobianos está a sofrer de :

• Utilização excessiva devido a práticas de prescrição deficientes (em muitos contextos, mais 50% das prescrições de antibióticos são inadequadas)

• Subutilização devido à falta de acesso aos medicamentos necessários.

✓ Entre os factores que contribuem para uma utilização sub-óptima das ATB contam-se

• Falta de conhecimento e sensibilização dos prescritores e do público

• Acesso limitado a testes de diagnóstico e capacidade de diagnóstico insuficiente

• Falta de acesso a directrizes de tratamento baseadas em dados

• Falta de acesso a dados sobre a qualidade da prescrição e utilização de ATBs

• Preferência pela utilização de antibióticos de largo espetro, mesmo que estejam disponíveis antibióticos alternativos de largo espetro.

estão disponíveis(20)

✚ Classificação AWaRe desenvolvida pela OMS

A classificação AWaRe, desenvolvida pela OMS, segue uma série de recomendações que facilitam a classificação das MTA com vista à sua inclusão na lista nacional de medicamentos essenciais.

Esta abordagem categoriza os diferentes antibióticos em 3 classes:

✓ Acesso ao grupo dos antibióticos (A)

✓ Grupo de Observação dos Antibióticos (Wa)

✓ Grupo de antibióticos "de reserva" (Re) Não incluídos no AWaRe TBA :

✓ Medicamentos anti-lepra

✓ Medicamentos anti-tuberculose

- **ACESSO**

Estes são os antibióticos de eleição para as 25 doenças infecciosas mais comuns. São acessíveis, de qualidade controlada e devem estar sempre disponíveis.
São eles :

✓ Antibióticos de primeira linha (TBAs sensíveis de espetro estreito com baixa toxicidade e potencial para desenvolver resistência);

✓ Antibióticos de segunda linha (TBAs sensíveis com um espetro mais alargado, risco acrescido de toxicidade ou de desenvolvimento de resistência)
Menor prioridade para as actividades de promoção da utilização correcta: Amoxicilina, **Gentamicina**, Amicacina, Metronidazol, etc.

- **VIGIAR (VIGILÂNCIA)**

Estes são "antimicrobianos de elevada prioridade e importância crítica" para a saúde humana e animal, sendo recomendados apenas para indicações específicas e limitadas (20).

Inclui os TBA susceptíveis com toxicidade potencialmente mais elevada ou maior potencial para o desenvolvimento de resistência, que não devem ser utilizados para fins profilácticos em animais ou na produção agrícola. Devem ser alvo de actividades de promoção da utilização adequada e a sua utilização deve ser ativamente monitorizada através de inquéritos de prevalência ocasionais(20).
Por exemplo: Azitromicina, Ciprofloxacina, Ceftriaxona, Cefixima, etc.

- **RESERVA**

Devem ser utilizados como último recurso, quando todos os outros antibióticos falharam ou não podem ser utilizados devido a contra-indicações, e devem estar disponíveis quando necessário(20). A sua utilização está estritamente limitada a doentes e contextos clínicos muito específicos. Estas são as novas gerações de ATB e são protegidas e visadas prioritariamente por actividades de promoção da utilização correcta, monitorização centralizada e notificação (20).
Exemplo: Ceftazidima + Azibactam, Meropeneme + Vaborbactam, Polimicina B, Fosfomicina (IV), etc.

9. CONCEITOS DE GARANTIA DA QUALIDADE

A garantia da qualidade é definida como um sistema integrado de actividades que envolvem o planeamento, o controlo da qualidade, a avaliação da qualidade, a comunicação da qualidade e a melhoria da qualidade, a fim de assegurar que um produto ou serviço cumpre as normas de qualidade definidas com um nível de confiança declarado (21).
A garantia de qualidade na indústria farmacêutica ocorre a montante e a jusante, em todas as fases da produção, desde o controlo das matérias-primas (princípios activos e excipientes), a aplicação de boas práticas de fabrico (BPF) em todas as operações até ao controlo do produto acabado no laboratório, sem esquecer a atenção dada à embalagem(22).

9.1.Normas de qualidade

As especificações são um conjunto de normas e métodos analíticos cuidadosamente seleccionados que podem ser utilizados para avaliar a integridade dos medicamentos ou das formas de dosagem e das matérias-primas. Para garantir a uniformidade de todos os lotes de um medicamento numa ou mais formas de dosagem, é necessário estabelecer normas adequadas de identidade, pureza, dosagem, comportamento e outras características. O respeito estrito destas normas é a chave para alcançar a qualidade desejada (21).

9.2. Controlo de qualidade

Todas as medidas tomadas, incluindo especificação, amostragem, testes e autorização analítica, para garantir que as matérias-primas, os produtos intermédios, os materiais de embalagem e os produtos farmacêuticos acabados cumprem as especificações estabelecidas para a identidade, o doseamento, a pureza e outras características. Isto inclui:

• A inspeção das instalações de fabrico de produtos e a inspeção de

controlo de qualidade para garantir que os medicamentos são fabricados de acordo com as regras das BPF;

• Controlo das matérias-primas e dos excipientes ;

• Controlo da integridade dos medicamentos antes e depois da distribuição;

• Controlo dos medicamentos importados no ponto de entrada e posteriormente.

Todas estas actividades se baseiam na recolha e na avaliação da qualidade de amostras de medicamentos, para verificar se cumprem as normas de qualidade estabelecidas para determinar a sua aceitabilidade(21).

9.3. Vigilância pós-comercialização

Actividades de vigilância que se realizam após a aprovação de um medicamento no mercado, incluindo: manutenção da autorização do produto e/ou registo de alterações ou renovações; inspecções regulares de fabricantes, grossistas, distribuidores e retalhistas; ensaios de controlo da qualidade; farmacovigilância; controlo da promoção; comunicação pública de produtos de má qualidade; tratamento de reclamações do mercado; remoção e eliminação de produtos não conformes. A vigilância pós-comercialização (VPC) é geralmente considerada como uma função reguladora fundamental e refere-se a toda a gama de actividades de vigilância da qualidade.

9.4. Boas Práticas de Fabrico (BPF) de medicamentos

Parte da garantia de qualidade que assegura que os medicamentos são sempre produzidos e controlados em conformidade com as normas de qualidade adequadas ao fim a que se destinam e de acordo com as condições da autorização de introdução no mercado (23). Antes de qualquer medicamento ser colocado à venda, é produzido por um laboratório de fabrico que deve respeitar as BPF. Estes são os elementos de garantia de qualidade recomendados pela OMS (24). As BPF garantem que os produtos são fabricados e controlados de maneira uniforme e de acordo com as normas de qualidade adequadas à sua utilização e especificadas na autorização de introdução no mercado. As BPF abrangem todos os aspectos da produção e incluem o material utilizado, as instalações e a higiene do pessoal. Estas práticas ajudam a minimizar os riscos no processo de fabrico de produtos farmacêuticos.

9.5.Sistema de certificação da OMS (pré-qualificação)

O objetivo da pré-qualificação da OMS é garantir o acesso a produtos de saúde essenciais que cumpram as normas globais de qualidade, segurança e eficácia/desempenho, a fim de otimizar a utilização dos recursos de saúde e melhorar os resultados em matéria de saúde.
Trata-se de actividades realizadas para definir a necessidade de um produto ou serviço, para solicitar manifestações de interesse às empresas que desejam fornecer o serviço ou produto em questão e para examinar o produto ou serviço oferecido em função das especificações técnicas, bem como as instalações onde o produto ou serviço é preparado, com referência às normas actuais de Boas Práticas de Fabrico (BPF). A pré-qualificação é exigida para todos os medicamentos, independentemente da sua composição e do local onde são fabricados/licenciados.
(25). A pré-qualificação de laboratórios pela OMS tornou-se um símbolo fiável e respeitável de segurança, qualidade e eficiência entre as partes interessadas.

9.6.Sistema ISO

A ISO (Organização Internacional de Normalização) é uma organização não governamental independente, constituída por 162 organismos nacionais de normalização. Através dos seus membros, a Organização reúne peritos que congregam os seus conhecimentos para desenvolver normas internacionais voluntárias baseadas em consensos, relevantes para o mercado, que apoiam a inovação e fornecem soluções para desafios globais. Até à data, a ISO publicou mais de 21 500 Normas Internacionais e publicações relacionadas, abrangendo quase todos os sectores, desde a tecnologia à segurança alimentar, agricultura e saúde.
A norma ISO/IEC 17025 é uma referência internacional para laboratórios de ensaio e calibração que pretendam demonstrar a sua capacidade de produzir resultados fiáveis.
• Permite aos laboratórios demonstrar que estão a funcionar de forma competente e a produzir resultados válidos, aumentando assim a confiança no seu trabalho, tanto a nível nacional como mundial.
• Contribui também para facilitar a cooperação entre laboratórios e outras organizações, nomeadamente facilitando uma maior aceitação dos resultados entre países.

• Permite também que os relatórios de ensaio e os certificados sejam aceites de um país para outro sem necessidade de mais ensaios, uma medida que facilita o comércio internacional. A pré-qualificação da OMS e o sistema ISO permitem que as organizações disponham dos certificados seguintes necessários

Registo: Procedimento através do qual um organismo de registo indica as características relevantes de um produto, processo ou serviço, ou os dados de uma organização ou pessoa, numa lista adequada acessível ao público, ou um procedimento utilizado para garantir por escrito que um sistema está em conformidade com os requisitos especificados.
Acreditação: procedimento através do qual um organismo autorizado reconhece formalmente que uma organização ou pessoa é competente para realizar tarefas específicas **Certificação:**

procedimento que garante, por escrito, que um produto, processo, serviço ou qualificações de uma pessoa estão em conformidade com requisitos específicos.

9.7. Autorização de introdução no mercado Mercado

Como o próprio nome indica, trata-se de uma autorização emitida pela autoridade competente de um país para a venda de um produto no mercado nacional, após avaliação da sua segurança, eficácia e qualidade. Qualquer medicamento vendido num país deve obter uma autorização de introdução no mercado. Para obter esta autorização, o requerente da AIM deve preparar um dossier no qual deve fornecer :

• A segurança do produto para o ser humano ;

• Eficácia do produto;

• Efeitos secundários e toxicidade.

A autorização de introdução no mercado fornece informações que permitem controlar a qualidade, a eficácia e a segurança de um produto. Fornece informações sobre as matérias-primas utilizadas, a composição e a formulação pormenorizada do produto, a identificação dos seus princípios activos, a permutabilidade química, a embalagem, o prazo de validade e a rotulagem (26).

10. Método geral de análise de medicamentos

A qualidade d e um medicamento é avaliada em laboratório, tanto na embalagem como no produto que esta contém. As etapas de uma inspeção são as seguintes:

► Rastreabilidade: em cada laboratório de controlo, é feita uma primeira pesquisa na base de dados para saber se o produto foi efetivamente fabricado por uma unidade da empresa que aparece na embalagem. São efectuadas análises sobre o número de lote, a data de fabrico, etc.

► Exame visual da embalagem: trata-se de analisar as fontes de impressão, as impressões de gravura, as abas de cola das caixas, etc. Todos estes elementos são comparados por imagem com a referência real.

► Análise química geral: durante esta análise, são utilizadas técnicas espectroscópicas para determinar a composição do produto e compará-la com as características das referências registadas numa base de dados.

► Análise química exacta: é a última etapa se a contrafação for comprovada. Permite efetuar uma análise química mais pormenorizada e determinar se o ingrediente ativo, os produtos tóxicos, etc., estão presentes no produto. As técnicas utilizadas são, na maior parte das vezes, técnicas de cromatografia líquida ou gasosa, que permitem identificar compostos desconhecidos em grandes quantidades ou em quantidades vestigiais.

8.1. Análise da rotulagem e da embalagem

O rótulo é um elemento importante para a garantia da qualidade dos medicamentos. O rótulo deve ser aposto em todos os medicamentos de venda livre. No entanto, todas as preparações farmacêuticas devem respeitar as normas de rotulagem especificadas nas boas práticas de fabrico. As seguintes informações devem constar do rótulo da embalagem:

► Nome do medicamento ;

► Conteúdo da substância ativa ;

► Lista de excipientes ;

► Modo de utilização e via(s) de administração ;

► Aviso especial de que o medicamento deve ser mantido fora da vista e do alcance das crianças;

► Prazo de validade ;

► Precauções especiais de armazenamento ;

► Número de autorização de introdução no mercado ;

► Número de lote ;

► Instruções de utilização ;

► Nome e endereço do fabricante (27).

8.2. Cromatografia de película fina

Trata-se de um método de cromatografia plana em que a fase móvel é um líquido. É utilizado para separar ou purificar compostos. O seu funcionamento é simples. Uma placa é um suporte de vidro ou alumínio revestido numa das faces com uma fase estacionária numa camada uniforme. Esta fase estacionária é geralmente sílica. É possível adicionar um agente de fluorescência para permitir a leitura ultravioleta se os compostos da amostra não forem coloridos. No início da análise, traça-se uma linha a lápis, horizontalmente, a um centímetro do fundo da placa de TLC. Em seguida, com um capilar, efectuam-se depósitos sobre a linha traçada. Estes depósitos correspondem à amostra a analisar e aos controlos de comparação. Simultaneamente, prepara-se o eluente ou fase móvel numa cuba de vidro de 5 mm de altura e deixa-se a cuba saturar. A placa é então colocada de pé (verticalmente) na cuba e os compostos são arrastados por ação capilar, seguindo a migração do eluente na placa. Quando o eluente atinge o topo da placa, esta é retirada do tanque e a frente do solvente é marcada com uma linha. O eluente é deixado a evaporar. As migrações são então reveladas. Esta operação pode ser efectuada sob luz ultravioleta se a fase móvel contiver um agente fluorescente, por pulverização da placa com vanilina ou por pulverização com permanganato de potássio. Por comparação com os controlos (se a migração de um composto se situar ao mesmo nível que a de um controlo), podemos então concluir quanto à identidade dos diferentes componentes ou destacar as impurezas.

o **Rácio de front-end e vantagens da CCM**

O rácio da frente (R_f) expressa o rácio entre a distância percorrida pela substância e a distância percorrida pela frente da fase móvel.

distância percorrida pela substância

$$R_f = \frac{distance\ parcourue\ par\ la\ substance}{distance\ parcourue\ par\ le\ front\ du\ solvant}$$

Estas distâncias são medidas a partir da linha de partida correspondente ao centro do depósito inicial da mistura a separar até ao centro da(s) mancha(s) e da frente de solvente. É de notar que cada substância tem um R_f num determinado sistema cromatográfico.

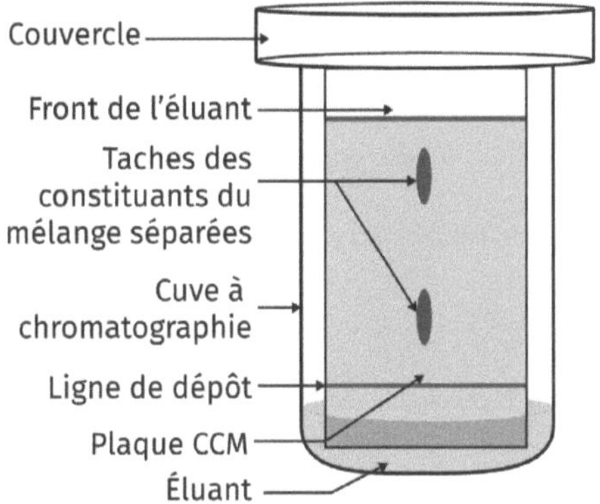

Figura 3: Diagrama que ilustra o funcionamento da CCM

8.3. Técnicas de análise para determinar o conteúdo dos componentes do produto

A química analítica é um ramo da química que permite "separar os constituintes de uma amostra de matéria, identificá-los e determinar as respectivas quantidades. A análise qualitativa revela a natureza química das substâncias presentes. A análise quantitativa permite quantificar a importância relativa de uma ou várias delas, denominadas analitos".

8.3.1. dosagem de tiragem

Dosear (ou titular) uma espécie química (molécula ou ião) em solução significa determinar a sua concentração molar na solução em questão. No caso de um ensaio destrutivo ou direto, recorre-se a uma reação química. Utiliza-se uma solução titulante que contém um titulante escolhido de acordo com a espécie a determinar, e as soluções são colocadas como indicado no diagrama ao lado:

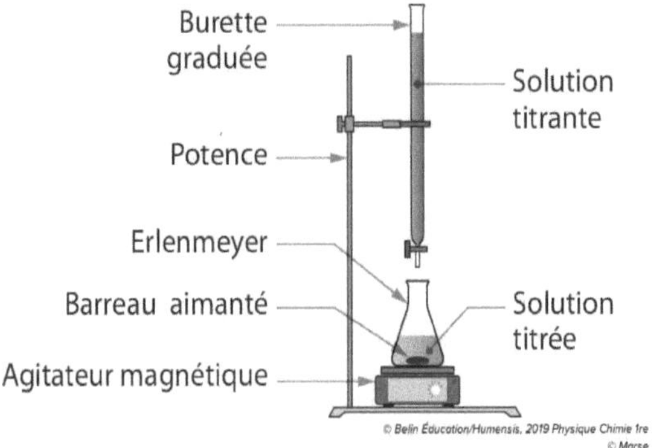

Figura 4: Diagrama de titulação química

8.3.2. Espectrometria UV-Visível :

O espetrómetro de ultravioleta-visível (UV-Vis) é definido como um sistema ótico capaz de produzir radiação monocromática na gama de 200 a 780 nm e como um dispositivo capaz de detetar a transmissão ótica, geralmente expressa em absorvância (A), cuja principal função é medir a absorvância ou a transmissão declarada num ou mais comprimentos de onda definidos.

Um espetrómetro UV-Vis pode também ser designado por espetrofotómetro ou espetrómetro de absorção (28).

⁜ Princípio

A espetroscopia UV-Visível é efectuada com um espetrofotómetro. Quando a célula que contém a solução é colocada num espetroscópio, recebe uma radiação de intensidade I0; uma parte desta luz incidente, I_0, é absorvida pelo meio e a restante, I, é transmitida. A intensidade (I) da radiação proveniente da cuvete é, portanto, inferior à intensidade da radiação inicial (I_0). A fração da luz incidente absorvida por uma substância de concentração C contida numa célula de comprimento l é dada pela lei de Beer-Lambert:

DO = A = log(I_0 /I) = s l C

s: coeficiente de extinção molar.

A: absorvância específica de uma substância dissolvida, refere-se à absorvância de uma solução 10 g/L com uma espessura de 1 cm num determinado comprimento de onda (28).

Na lei de Beer-Lambert, a absorvância (A) ou densidade ótica (DO) de uma solução num determinado comprimento de onda, À, é definida como o logaritmo na base 10 do inverso da transmitância (T) para radiação monocromática.

É expressa pela seguinte equação:

$$A = \log 10 \, x\frac{1}{T} = \log 10 \, \frac{I_0}{I} \ \text{avec} \ T = \frac{I}{I_0}$$

Io: Intensidade da radiação monocromática incidente; I: Intensidade da radiação monocromática transmitida.

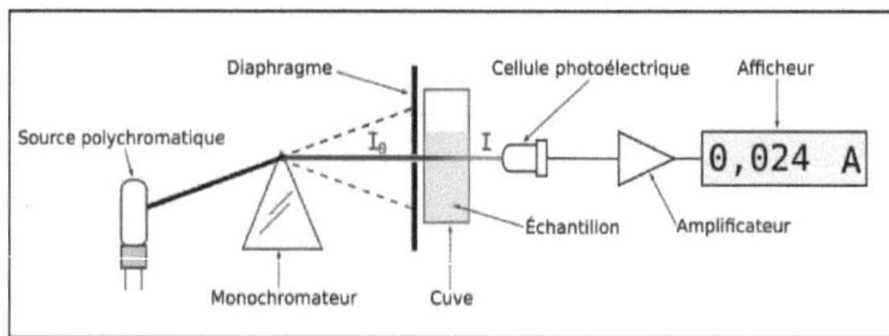

Figura 5: Diagrama esquemático do espetrofotómetro de feixe único UV-visível.

8.3.3. Cromatografia líquida de alta eficiência (HPLC) :

A HPLC é um método de separação dos constituintes de uma mistura, que pode ser simples ou complexa. É utilizada para identificar e quantificar os constituintes de uma mistura (29). A HPLC é descrita no diagrama seguinte.

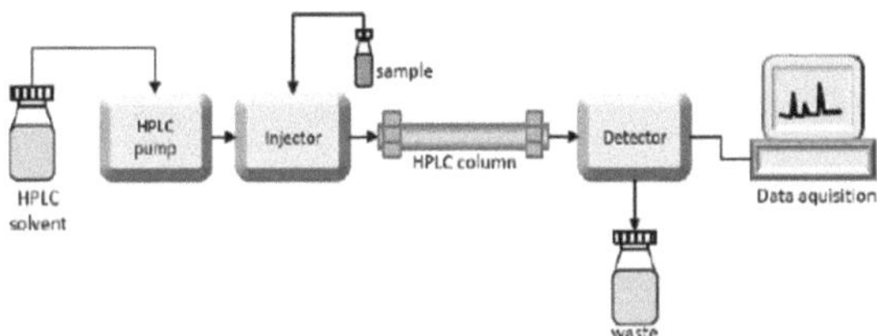

Figura 6: Diagrama que mostra o funcionamento da HPLC

A amostra a injetar deve ser preparada de modo a que a fase líquida seja límpida e isenta de partículas. A microextracção pode ser efectuada durante a preparação, ligando-se um depósito de fase móvel líquida a uma bomba. Esta fase móvel é utilizada como eluente, que atrai a amostra para o sistema. Podem ser utilizados vários frascos de eluente (solventes de diferentes polaridades) para criar gradientes de eluição, ou seja, alterar gradualmente a polaridade da fase móvel utilizando a bomba. A bomba é utilizada para controlar o caudal da fase móvel, bem como para programar os gradientes de eluição dos diferentes solventes a ela ligados. É possível trabalhar em modo isocrático (com 100% do mesmo solvente) ou em modo gradiente (com uma variação na concentração da mistura de eluentes).

A amostra é injectada através de uma válvula de injeção que consiste numa ansa de injeção de volume conhecido. Este sistema assegura um volume de injeção constante, o que é importante para a análise quantitativa. As injecções podem ser efectuadas manualmente, mas os amostradores automáticos são atualmente muito utilizados nos laboratórios para poupar tempo. A amostra é então transportada pela fase móvel através da coluna, que é feita de material inerte (aço inoxidável ou vidro). O diâmetro interno é constante (4 a 20 mm) e o comprimento situa-se geralmente entre 15 e 30 cm. A coluna contém uma fase estacionária que permite separar os compostos por retenção. São possíveis dois tipos de fase:

o **A fase normal** é constituída por gel de sílica, que é um material muito polar. Para evitar interacções entre a fase móvel e a fase estacionária, deve ser utilizada uma fase móvel apolar. Desta forma, os compostos polares da amostra serão mais retidos do que os compostos não polares, que sairão primeiro da coluna. No entanto, a fase móvel deve ter uma certa polaridade para evitar que os compostos polares fiquem demasiado retidos na coluna.

o **A fase inversa**, que contém sílica enxertada com cadeias de carbono contendo geralmente 8 ou 18 átomos de carbono. Esta fase é, portanto, apolar, sendo necessária a utilização de uma fase móvel polar. Aqui são os compostos polares que são eluídos em primeiro lugar. A polaridade da fase móvel deve também ser ajustada para evitar que os compostos apolares sejam demasiado retidos.

METODOLOGIA

1. Enquadramento

1.1. Enquadramento

O estudo está a decorrer no Laboratório Nacional de Saúde (LNS), um estabelecimento público científico e tecnológico. De acordo com o artigo 2.º da portaria n.º00-40/P- RM de 20 de setembro de 2000 que cria o LNS, este é responsável pelo controlo da qualidade dos medicamentos, alimentos e bebidas e outras substâncias produzidas ou importadas para a República do Mali e destinadas a fins terapêuticos, dietéticos ou dietéticos, com vista a salvaguardar a saúde das populações humanas e animais.

O LNS é composto por três departamentos técnicos principais:

✓ Departamento de Controlo da Qualidade dos Medicamentos ;

✓ Serviço de controlo da qualidade dos alimentos e bebidas ;

✓ Departamento de controlo da qualidade da água.

O estudo será realizado no serviço de controlo da qualidade dos medicamentos, que dispõe de todo o equipamento necessário para a análise dos medicamentos.

1.2. Tipo de estudo

Trata-se de um estudo descritivo, analítico e transversal sobre a qualidade da gentamicina injetável dispensada nos centros de saúde e nas farmácias privadas de Bamako.

1.3. Período de estudo

O nosso estudo decorreu durante um período que se estendeu de 25 de novembro de 2022 a 30 de setembro de 2023 no Serviço de Controlo de Qualidade dos Medicamentos (SCQM) do Laboratoire National de la Santé (LNS).

1.4. Estudo de população

1.4.1. Critérios de inclusão

O estudo diz respeito apenas às amostras de injeção de gentamicina analisadas durante o período de estudo.

1.4.2. Critérios de não-inclusão

As amostras analisadas antes e depois do período de estudo e os lotes fora de prazo não serão incluídos.

1.4.3. Método de amostragem

O nosso estudo incidiu sobre a gentamicina vendida nos centros de saúde e em certas farmácias de BAMAKO. O número total de amostras a colher foi calculado utilizando o MedRS (30). Esta ferramenta calcula o número de amostras com um intervalo de confiança de 95%. Com base nestas análises, foram colhidas 53 amostras, como indicado no quadro em anexo. Todas as amostras colhidas foram etiquetadas e codificadas de acordo com o plano de amostragem do LNS. Foi preenchido um formulário de recolha de amostras para cada amostra, incluindo as seguintes informações

► A data de amostragem ;

► Local de amostragem ;

► A quantidade tomada ;

► Designação do produto ;

► Forma galénica ;

► O número do lote ;

► Dosagem do ingrediente ativo ;

► Data de fabrico ;

► Prazo de validade ;

► O laboratório de fabrico ;

► Estatuto regulamentar ;

► E o país de origem do produto;

► Condições de armazenamento/climáticas no local/ponto de amostragem (temperatura e humidade, é aceitável a indicação apenas das condições diurnas, comentários sobre a adequação das instalações onde os produtos são armazenados no local específico). As amostras colhidas foram acondicionadas, transportadas e armazenadas de modo a evitar qualquer deterioração, quebra ou contaminação e transportadas no seu recipiente original e em conformidade com as instruções de armazenagem do produto em causa, do local de colheita para o LNS. Estas amostras foram armazenadas na biblioteca de amostras do LNS a uma temperatura < 25°C, protegidas da luz, e depois testadas dentro do prazo de validade, de acordo com as Boas Práticas de Armazenamento. As dificuldades e limitações do nosso estudo incluem a relutância de alguns profissionais de saúde em recolher amostras, a carga administrativa de obter aprovação antes da amostragem e a dimensão da amostra.

1.4.4. Técnicas e instrumentos de recolha

A amostragem foi efectuada por amostragem probabilística, com base em estimativas fiáveis e cálculos estatisticamente válidos, de acordo com o plano de amostragem do LNS.

1.5. Ferramentas de processamento e introdução de dados

Os dados foram introduzidos no Word e no Excel e processados no software SPSS versão 20.

1.6. Considerações éticas

O estudo foi efectuado de acordo com os princípios das Boas Práticas de Laboratório em vigor, os requisitos gerais relativos à competência dos laboratórios de calibração e ensaio (ISO 17025) e a estrita confidencialidade dos resultados da análise.

1.7. Métodos de controlo da qualidade da gentamicina injetável

A avaliação foi efectuada em conformidade com as normas da Farmacopeia Britânica (BP), utilizando métodos de ensaio (pH, volume médio), métodos de identificação (cromatografia de camada fina, Minilab®) e ensaios (espetrofotometria UV-Visível). Para além destes métodos da Farmacopeia Britânica, foram utilizados outros métodos (Dossier do Fabricante, Métodos Internos).

1.7.1. Testes

► **Exame visual**

As embalagens primárias e secundárias das várias marcas foram cuidadosamente examinadas para verificar as informações necessárias, tais como o nome do produto, o endereço do fabricante, a data de fabrico, o número do lote, o prazo de validade, o teor do ingrediente ativo e o número de registo.

► **Determinação do volume médio :**

⊥ **Interesse**

A Farmacopeia dos EUA especifica que o volume médio é utilizado para garantir que os líquidos orais, quando transferidos do recipiente original, fornecerão o volume da forma de dosagem declarado no rótulo. O volume médio de líquido obtido a partir dos 10 recipientes não é inferior a 100% e o volume de qualquer recipiente é inferior a 95% do volume declarado na rotulagem (31).

⊥ **Princípio**

Para o efeito, esvaziar a ampola o mais completamente possível e determinar a massa ou o volume do seu conteúdo, conforme o caso. No caso das emulsões e suspensões, agitar o recipiente antes da determinação. O resultado obtido não deve ser inferior ao valor indicado no rótulo.(32)

► **Determinação do pH** ⊥ **Porquê :**

Observa-se frequentemente que a tolerância, a estabilidade e a eficácia de um produto variam com o pH. Por conseguinte, é importante escolher um pH que não seja demasiado mal tolerado, assegurando ao mesmo tempo uma estabilidade aceitável do ingrediente ativo.

⊥ **Princípio :**

O medidor de pH foi calibrado com soluções tampão de pH 2,0, 4,0 e 7,0. O conteúdo de 5 ampolas foi esvaziado para um copo. O pH foi medido inserindo o elétrodo do medidor de pH na solução do fármaco e a leitura foi feita após a estabilização. Esta operação foi efectuada em duplicado e o procedimento repetido para cada amostra.

O pH da injeção de gentamicina situa-se entre 3,0 e 5,5, de acordo com a Farmacopeia Britânica (33).

► **Método de identificação**

Para a identificação do princípio ativo, foi utilizada a técnica Minilab® do GPHF. A mancha obtida a partir da solução teste deve corresponder em termos de cor, tamanho, intensidade, forma e distância de deslocamento (fator de retenção relativa) à do cromatograma obtido com a solução padrão e sem manchas adicionais que indiquem a presença de compostos não declarados ou contaminantes, de acordo com a fórmula: (31).

$$\%Rf = \frac{RfStd - RfEch}{RfStd} * 100 \leq 5\%$$

1.7.2. Dosagem :

► **Espectroscopia UV-visível (AGILENT 8453) :**

As absorvâncias foram lidas utilizando um espetrofotómetro Agilent 8453 equipado com um PDA de 1024 elementos (Agilent Technologies, Alemanha). Todos os espectros foram registados utilizando a gama de comprimentos de onda UV-Vis de 200 a 500 nm. Os dados adquiridos foram processados utilizando o software Chemstation.

Procedimento :

Para todas as soluções padrão e amostras, foi utilizada uma solução de NaOH 0,1N como solvente.

Dado que a densidade ótica é mais elevada no espetro a 217 nm, a quantificação foi efectuada neste comprimento de onda.

• **Preparação do padrão**: a substância de referência foi o sulfato de gentamicina em pó puro da Farmacopeia Britânica.

Colocou-se uma folha de papel de alumínio no prato de medição da balança eletrónica de bolso; depois de se ter colocado no zero, mediu-se com uma espátula exatamente 0,0144 g aproximadamente da substância de referência correspondente a 10 mg de sulfato de gentamicina. Esvaziar cuidadosamente a folha de alumínio para um balão volumétrico de 10 ml e drenar todo o resíduo sólido com 10 ml de NaOH 0,1 N, utilizando uma pipeta graduada.

Selar o frasco e colocar num agitador ultrassónico até que todos os sólidos se tenham dissolvido. A solução final obtida deve conter 1mg/ml de sulfato de gentamicina.

• **Preparação da amostra:** a amostra foi preparada nas mesmas condições que o padrão, com uma concentração final de 1mg/mL de sulfato de gentamicina e NaOH 1N como solvente.

• **Validação do método:** Antes de um método ser utilizado, é essencial que seja validado analiticamente para garantir a sua adequação ao objetivo. Assim, procedemos à validação analítica do método para determinar a sua precisão, reprodutibilidade e linearidade. Os primeiros resultados obtidos permitem a utilização do método no controlo de qualidade de rotina da gentamicina injetável no LNS.

1.8. Interpretação

Os resultados são considerados não conformes quando todas as determinações do protocolo analítico não cumprem as normas estabelecidas nas seguintes farmacopeias: Farmacopeia Britânica, Farmacopeia Americana e Farmacopeia Internacional.

RESULTADOS

Durante este estudo, foram registados 20 casos de incumprimento das 53 amostras analisadas, o que representa uma taxa de 38%. As amostras foram classificadas de acordo com vários critérios:

o Local de amostragem ;

o País de fabrico ;

o O nome na caixa ;

o Estado do registo ;

o O ingrediente ativo ;

o Em função da qualidade das amostras (volume médio, pH, espetrofotómetro UV/visível, TLC).

Quadro II: Repartição das amostras por sector de amostragem

Sector	Força de trabalho	Percentagem (%)
DISPENSÁRIO PRIVADO	32	60,4
CSCOM	11	20,7
HOSPITAL	4	7,5
CSREF	3	5,7
LNS	3	5,7
Total	53	100

O sector privado é o que apresenta a taxa de dedução mais elevada, com 60,4%.

Quadro III: Repartição das amostras por país de origem

Provenance	Effectif	Pourcentage (%)
CHINE	35	66,0
TOGO	9	17,0
INDE	9	17,0
Total	53	100,0

A China é o país com a maior amostra de origens.

Quadro IV: Distribuição das amostras por nome na caixa

Sector		Trabalhadores	Percentagem (%)
	Gentamicina	40	75,4
	Gentamicina TM	9	17,0
	Gentamicina sixer	2	3,8
	Genglob	1	1,9
	Devgentam	1	1,9
	Total	53	100

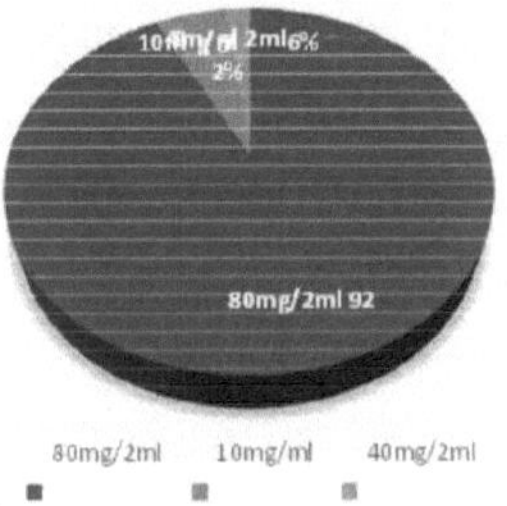

Figura 7: Distribuição das amostras por ensaio.

O sulfato de gentamicina 80mg/2ml é o mais representado com uma taxa de 92%.

Quadro V: Repartição das amostras por estado de registo

DESIGNAÇÃO	Força de trabalho	Percentagem (%)
MA inválida	42	79,0
MA válido	11	21,0
Total	53	100

Mais de 79% das amostras tinham autorizações de introdução no mercado inválidas.

Tabela VI: Distribuição das amostras de acordo com o volume médio de conformidade

Conformidade da VM	Força de trabalho	Percentagem (%)
Conformidade	51	96,2
Não conforme	2	3,8
Total	53	100

A taxa de incumprimento é de 3,8%, de acordo com o volume médio de cumprimento

Quadro VII: Distribuição das amostras de acordo com a conformidade do pH

Conformidade do pH	Força de trabalho	Percentagem (%)
Conformidade	48	90,6
Não conforme	5	9,4
Total	53	100

A taxa de incumprimento foi de 9,4% para o cumprimento do pH

Quadro VIII: Distribuição das amostras de acordo com a conformidade TLC

Conformidade com a CCM	Força de trabalho	Percentagem (%)
Conformidade	53	100,0
Não conforme	0	0
Total	53	100

Todas as amostras estão em conformidade com a TLC

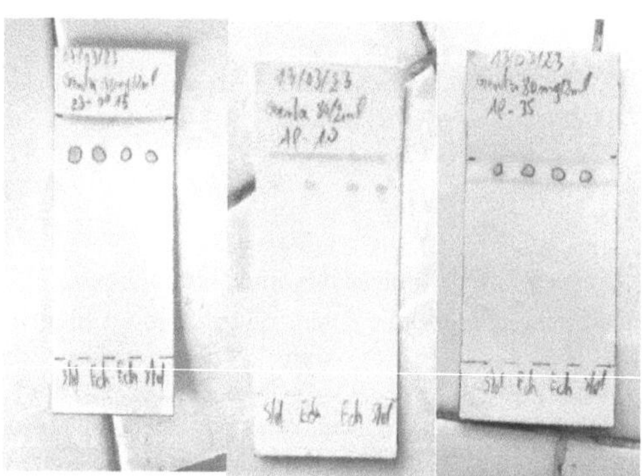

Figura 8: algumas placas de TLC conformes

Tabela IX: Distribuição das amostras de acordo com a conformidade por espetroscopia UV/visível

Conformidade com Spectro UV	Trabalhadores	Percentagem (%)
Conformidade	36	67,9
Não conforme	17	32,1
Total	53	100

A taxa de não conformidade foi de 32,1% para a espetroscopia UV/visível.

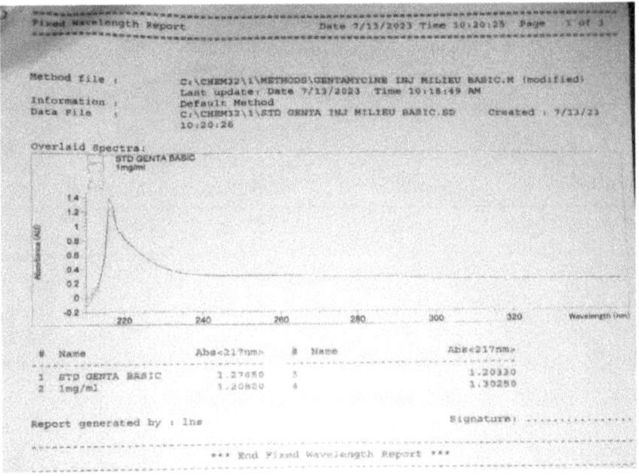

Figura 9: Espectro de ensaio do padrão

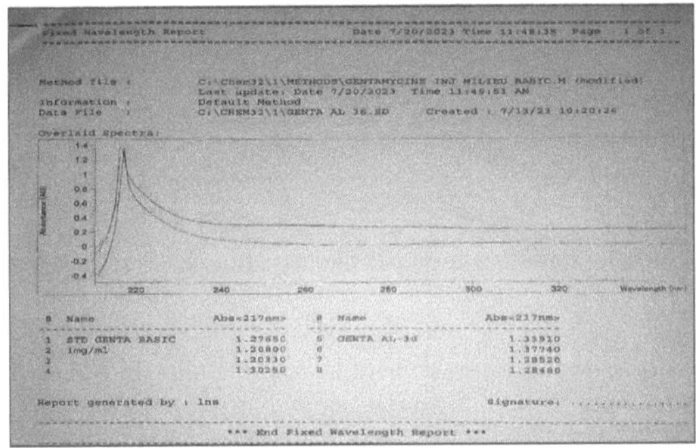

Figura 10: Espectro de ensaio da amostra AL-36

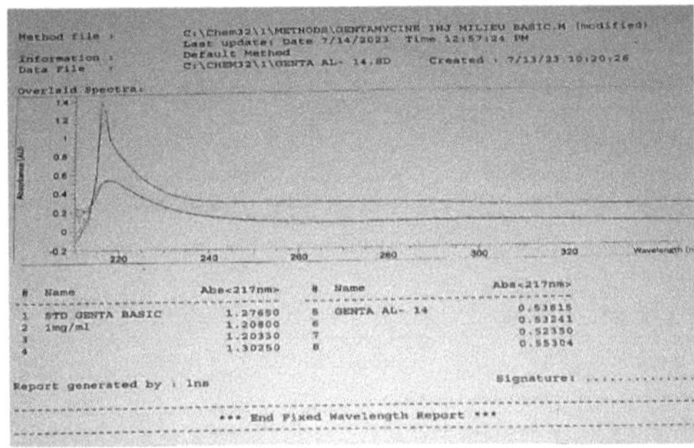

Figura 11: Espectro de ensaio da amostra AL-14

Tabela X: Distribuição das amostras de acordo com a conformidade do espetro Uv-visível em relação ao volume médio

Espectro uv visível **Total**

	Conformidade	Não conforme	
Conformidade	34	17	51
Não conforme	2	0	2
Total	36	17	53

As amostras que não estão em conformidade com o volume médio estão em conformidade com o espetro Uv-visível.

Tabela XI: Distribuição das amostras de acordo com a conformidade com o espetro Uv-visível em relação ao pH

Espectro uv visível **Total**

	Conformidade	Não conforme	
Conformidade	35	13	48
Não conforme	1	4	5
Total	36	17	53

4 amostras que não satisfizeram o teste de pH não satisfizeram o teste de espetro Uv-visível.

Tabela XII: Distribuição das amostras de acordo com o cumprimento do volume médio em relação ao pH

	VM		Total
	Conformidade	Não conforme	
Conformidade	46	2	48
Não conforme	5	0	5
Total	51	2	53

As amostras que não estão em conformidade com o pH estão em conformidade com o volume médio.

Quadro XIII: Situação global de incumprimento

Conformidade global	Trabalhadores	Percentagem (%)
Conformidade	33	62,0
Não conforme	20	38,0
Total	53	100

No total, 20 amostras não estavam conformes, ou seja, 38%.

Quadro XIV: Distribuição das amostras de acordo com a conformidade por país de origem

País		Mundial		Total
	Não conforme		Conformidade	
China	14		21	35
Índia	5		4	9
Togo	1		8	9
Total	20		33	53

A China é o país com a taxa mais elevada de amostras não conformes.

68,42% do total

Quadro XV: Repartição das amostras por registo e estado de conformidade

MVA		Mundial		Total
	Não conforme		Conformidade	
Inválido	19		23	42
Válido	1		10	11
Total	20		33	53

No total, 19 amostras não conformes (95%) tinham MA inválidas.

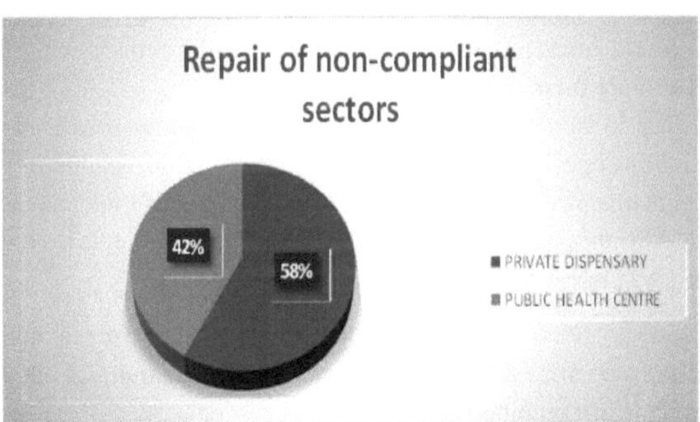

Figura 12: Repartição das amostras não conformes por sector de amostragem

1. Limites do estudo

O nosso estudo abrangeu todas as amostras colhidas nas unidades de saúde e dispensários privados de Bamako durante o período de estudo, de acordo com o programa de actividades do LNS. Como todo o trabalho humano, o nosso foi confrontado com lacunas:

* Indisponibilidade do produto em certos centros de saúde;

* A recusa categórica de certas estruturas em participar no estudo;

* Nem todos os reagentes estavam disponíveis para efetuar o método HPLC.

2. Resumo dos métodos analíticos

Os vários métodos de análise utilizados para este estudo incluíram: Método

e qualidade farmacêutica.

2.1. Análises físicas e químicas

Todas as amostras estavam em conformidade com as boas práticas de fabrico quando a embalagem e os rótulos da embalagem primária e secundária das várias amostras utilizadas para análise foram inspeccionados de acordo com as especificações da USP.

Os resultados obtidos para a análise físico-química, o pH e a TLC foram analisados em relação às especificações da USP e da BP. O pH do produto pode refletir o pH intrínseco do ingrediente farmacêutico ativo. Neste estudo, das 53 amostras, 5 não estavam em conformidade com o pH. Todas as amostras estavam em conformidade com a TLC.

2.2. Análise da qualidade farmacêutica ⥥ Volume médio

No nosso estudo, das 53 amostras, 2 não cumpriram o volume médio de acordo com as especificações da Farmacopeia Britânica para a uniformidade do volume das preparações de dose única, que se situam entre 90 e 110%. As causas da não conformidade devem-se ao facto de o volume médio estar fora das especificações (superior ou inferior ao volume médio).

⥥ Espectroscopia UV-Visível

Trata-se de um método analítico quantitativo e qualitativo que consiste em medir a absorvância ou a densidade ótica de uma determinada substância química em solução. Requer grande cuidado na diluição e na pipetagem.

O método apresentado baseia-se na capacidade da gentamicina para formar combinações complexas que absorvem a luz UV-Visível em meio de NaOH 1N e numa concentração final de 1 mg/mL da amostra após diluição. Obedece à lei de Lambert Beer e pode, por conseguinte, ser utilizada para determinar o sulfato de gentamicina. A determinação do teor de princípio ativo revelou que 36 amostras cumpriam as especificações exigidas pela norma da Farmacopeia Britânica, com um teor de fármaco que variava entre 90% e 110%. As causas da não conformidade foram a subdosagem e a sobredosagem do ingrediente ativo.

2.3. Qualidade dos dados

As amostras não conformes foram objeto de tratamento OOS de acordo com o procedimento do laboratório que descreve a gestão dos resultados fora de especificação. Todos os dados foram submetidos a revisão e aprovação pelas funções de controlo de qualidade do laboratório, de acordo com o nosso procedimento de controlo de ficheiros técnicos, que descreve as disposições específicas do certificado de análise e controlo necessárias antes da aprovação final.

3. Resumo dos resultados

No total, foram colhidas ou recebidas e analisadas 53 amostras de acordo com um protocolo baseado no risco, das quais 33 eram conformes e 20 não conformes. Estas amostras continham sulfato de gentamicina em doses de 80 mg/2mL, 10 mg/mL e 40 mg/2mL e provinham principalmente do sector privado (60,4%), seguido do sector público (39,6%). Estes resultados diferem dos de Dembélé et al. que, num estudo sobre a garantia da qualidade farmacêutica do diazepam injetável, encontraram 70% para o sector público e 30% para o sector privado (34). Esta diferença pode ser explicada pela metodologia utilizada.
A China foi o maior país de origem das amostras, com uma taxa de 66%, seguida do Togo e da Índia, com 17% cada. Estes resultados diferem dos de **Romain SIKA** no seu estudo: Evaluation de la qualité du diazépam injectable prélevé dans les centres de santé et officines privées au mali en 2022, que constatou que a Índia representava 65,1%, seguida da França 21,1% e da China 13,8% (35). Estes resultados diferem dos obtidos pelo PMS nos últimos anos (36-38). Esta diferença pode ser explicada pela diferença de metodologia.
Este estudo revelou que 79% das amostras tinham AIM inválidas. Este resultado confirma o de Dembele et al. que, num estudo sobre a garantia da qualidade farmacêutica da injeção de Diazepam, também constataram que todas as amostras de Diazepam injetável não estavam registadas ou tinham uma AIM inválida (34). Isto poderia explicar a elevada taxa de não-conformidade obtida no nosso estudo (38%) e no de Dembele et al. Este resultado também está próximo do do Grupo de Trabalho sobre Saúde Infantil, que encontrou uma taxa de não-conformidade de 41% num estudo internacional sobre a qualidade da gentamicina injetável (39). Este resultado poderia ser explicado pelo não cumprimento do Schéma Directeur d'Approvisionnement et de Distribution des Médicaments Essentiels et autres Produits de Santé (SDADME-PS). No nosso estudo, o sector privado foi responsável por 58% das amostras não conformes e o sector público por 42%. Estes resultados diferem dos de Romain SIKA e SIDIBE, que constataram que 20% e 80% provinham do sector privado e do sector público, respetivamente (13,35). As causas de não-conformidade foram uma subdosagem de princípio ativo, uma sobredosagem de princípio ativo e/ou um volume médio ou um pH fora das especificações. Das amostras não-conformes, 14 provinham da China, 5 da Índia e 1 do Togo, o que equivale, em termos percentuais, a 70%, 25% e 5%, respetivamente. Além disso, a maioria das amostras com um pH fora da especificação não estava em conformidade com a espetroscopia de UV-visível. A espetroscopia UV-visível revelou que algumas amostras que estavam em conformidade com a TLC não estavam em conformidade. Isto pode ser explicado pelo facto de a TLC ser um método de identificação que pode detetar até vestígios do ingrediente ativo, ao contrário da espetroscopia de UV-visível, que é um método para quantificar o ingrediente ativo.

CONCLUSÃO E RECOMENDAÇÕES

1. CONCLUSÃO

Garantir a qualidade dos produtos farmacêuticos, quer sejam fabricados localmente ou importados, é fundamental para qualquer sistema de saúde. A utilização de medicamentos ineficazes, de má qualidade e nocivos pode levar ao fracasso terapêutico, ao agravamento da doença, à resistência aos medicamentos e mesmo à morte. Contribui igualmente para reduzir a confiança dos consumidores nos sistemas de saúde, nos prestadores de cuidados de saúde, nos fabricantes e nos distribuidores de produtos farmacêuticos.

No final do nosso estudo sobre a avaliação da qualidade da gentamicina injetável dispensada nos centros de saúde e nas farmácias privadas de Bamako, constatámos que a não conformidade afectava tanto o sector privado como o público. Todas as amostras recolhidas não estavam registadas ou tinham a sua autorização de comercialização expirada, e provinham principalmente da China e da Índia.

As causas do incumprimento deveram-se a uma subdosagem de ingrediente ativo, a uma sobredosagem de ingrediente ativo e/ou a um volume médio ou pH fora das especificações.

Os resultados levantam claramente a questão do registo sistemático dos medicamentos antes de serem colocados no mercado, do cumprimento do Plano Diretor para o Fornecimento e Distribuição de Medicamentos Essenciais e outros Produtos de Saúde e da importância do controlo de qualidade contínuo e da vigilância pós-comercialização dos medicamentos.

2. RECOMENDAÇÕES

No final deste trabalho, fazemos as seguintes recomendações:

► NO LABORATÓRIO NACIONAL DE SAÚDE (LNS)

• Alargar este estudo a todo o país para um grande número de amostras.

• Enviar sistematicamente os resultados das análises não conformes ao DPM p a r a q u e sejam tomadas medidas.

• Reforçar a capacidade do LNS.

► SERVIÇO DE FARMÁCIA E MEDICAMENTOS

• Assegurar o cumprimento do Plano Diretor de Abastecimento de Medicamentos Essenciais

e outros produtos de saúde (SDADME-PS).

• Criar um mecanismo eficaz de coordenação de alerta precoce entre os vários

actores.

• Reforçar o controlo pós-comercialização de medicamentos e outros produtos de saúde.

• Atualizar regularmente os dados relativos à autorização de introdução no mercado dos medicamentos.

► A INSPECÇÃO SANITÁRIA

• Assegurar o cumprimento das boas práticas de armazenamento dos produtos farmacêuticos ao longo da cadeia de distribuição.

BIBLIOGRAFIA

1. Diop A, Sarr SO, Diop YM, Niang AA, Ndiaye B. [Controlo da qualidade dos medicamentos à base de cotrimoxazol utilizados no Senegal]. Therapie. 1 de setembro de 2008;63(5):405-8.

2. Estudo do impacto socioeconómico e na saúde pública dos produtos médicos de baixa qualidade, dos produtos médicos de qualidade inferior e dos produtos médicos falsificados [Internet]. [citado25 set 2023]. Available from on: https://www.who.int/fr/publications-detail/a-study-on-the-public-health-and- socioeconomic-impact-of-substandard-and-falsified-medical-products

3. Acesso a medicamentos e vacinas.

4. Criação da Agência Africana de Medicamentos: progressos, desafios e prontidão regulamentar - PubMed [Internet]. [cited 25 Sep 2023]. Disponível em: https://pubmed.ncbi.nlm.nih.gov/33685518/

5. Appel GB, Neu HC. Gentamicina em 1978. Ann Intern Med. 1978;89(4):528-38.

6. Gres E. Práticas de prescrição de antibióticos de acordo com a classificação AWARE em crianças com menos de cinco anos de idade a nível descentralizado e hospitalar na África Ocidental (2021-2022).

7. mali_nap_2019_2023.pdf [Internet]. [citado 12 Jan. 2024]. Disponível em: https://cdn.who.int/media/docs/default-source/antimicrobial-resistance/amr-spc-npm/nap-library/mali_nap_2019_2023.pdf?sfvrsn=a767a737_1&download=true

8. Draft_01_final_Manuel_SDADME_PS_2021 (3).docx.

9. Begert L. Drug packaging: an essential element of patient protection (Embalagem de medicamentos: um elemento essencial da proteção dos doentes) :127.

10. Quais são os diferentes nomes dos medicamentos? [Internet]. [citado 29 out 2022]. Disponível em: https://www.weka.fr/sante/dossier-pratique/maitrise-des-risques-et-de-la-qualite-dt86/quelles-sont-les-differentes-denominations-des-medicaments-5225/

11. Os diferentes nomes dos medicamentos e qual deles utilizar? - Réussis ton IFSI [Internet]. [citado 25 set 2023]. Disponível em: https://reussistonifsi.fr/denominations-medicaments/

12. Farmácia galénica _ Boas práticas de fabrico de medicamentos (PDFDrive.com).pdf.

13. SIDIBE OI. Controlo de qualidade dos medicamentos antimaláricos em 7 regiões administrativas do Mali. 2011;1-99.

14. MEDBOX | Medicamentos de contrafação - Guia para o desenvolvimento de medidas de combate à... [Internet]. [citado 17 Jan 2024]. Disponível em:

https://www.medbox.org/document/medicaments-contrefaits-guide-pour-lelaboration-de-mesures-visant-a-eliminer-les-medicaments-contrefaits#GO

15.Produtos médicos de qualidade inferior e falsificados [Internet]. [citado 27 out 2023]. Disponível em: https://www.who.int/news-room/fact-sheets/detail/substandard-and-falsified-medical- products

16. O que é um medicamento genérico? - ANSM : Agence nationale de sécurité du médicament et des produits de santé [Internet]. [citado 15 Jan 2024]. Disponível em: https://archive.ansm.sante.fr/Dossiers/Medicaments-generiques/Qu-est-ce-qu-un- medicament-generique/(offset)/0

17. Bryskier A. Antibióticos, agentes antibacterianos e antifúngicos. ELIPSES; 1999.

18. Byrn S, Clase K, Ekeocha Z, Masekela F. Relatório de Informação sobre Produtos. 2022;(março).

19. Plus M. Gentamicin Injection Job Aid to Assist with Laboratory Testing. 2023;(abril).

20. Budd E, Cramp E, Sharland M, Hand K, Howard P, Wilson P, et al. Adaptação da Lista de Medicamentos Essenciais da OMS para a política nacional de gestão de antibióticos em Inglaterra: being AWaRe. J Antimicrob Chemother. 1 Nov 2019;74(11):3384-9.

21. Emmanuel AS, Qualite CDE, Medicaments DES, Toliara DLE province DE. ANDRIANANTENAINTSOLO Samuel Emmanuel CONTROLE DE QUALIDADE DOS MEDICAMENTOS ANTIPALUDIQUES NA EX-PROVÍNCIA DE TOLIARA Tese Doutoramento em Medicina.

22. Truchaud A, Cazaubiel M, Dik M, Le Neel T, e Lustenberge... - Google Scholar [Internet]. [citado 30Out 2022]. Disponível em: https://scholar.google.com/scholar?hl=fr&as_sdt=0%2C5&q=Truchaud+A%2+Cazaubi el+M%2C+Dik+M%2C+Le+Neel+T%2C+and+Lustenberger+P.+L%27assurance+quality+. %3A&btnG=

23. TRS 986 - Anexo 3: Modelo de sistema de garantia de qualidade da OMS para agências de compras [Internet]. [citado 19 Out 2023]. Disponível em: https://www.who.int/fr/publications/m/item/trs-986-annex-3

24. Boas práticas de fabrico de produtos farmacêuticos da OMS: Principais princípios [Internet]. [citado 19 Out 2023]. Disponível em: https://www.who.int/publications/m/item/bonnes-pratiques-de-fabrication-pour-les- substances-actives-pharmaceutiques

25. para o CME sobre S. Comité de Peritos da OMS sobre especificações para preparações farmacêuticas: vigésimo sétimo. 1980;

26. OMS G. Garantia de qualidade dos produtos farmacêuticos. Compêndio de directrizes e outros documentos. v.1. 1998;

27. Tièmoko MD. Controlo de qualidade dos medicamentos anti-retrovirais no Laboratório Nacional de Saúde do Mali. Univ Sci Tech Technol Bamako. 2011;88.

28. USP-NF {857) Espectroscopia Ultravioleta-Visível [Internet]. [citado 16 de março de 2023]. Disponível em: https://online.uspnf.com/uspnf/document/1_GUID-4C5C1937- 524A- 4BED-95E7-384EDE3745E0_4_en-US?source=TOC

29. Ranger J. Técnicas de controlo analítico adaptadas à luta contra os medicamentos falsificados. 2015;109.

30. MEDRSPROD | Calculadora de tamanho de amostra [Internet]. [citado 25 Out 2023]. Disponível em: https://pqmplustools.com/medrsprod/Home/VIEwoNLY/samplesizecalculator/lookup

31. Avaliação da qualidade do diazepam injetável recolhido nos centros de saúde e nas farmácias privadas do Mali 2022-2023.

32. Estudo dos medicamentos não conformes no laboratório nacional de saúde de 1 de janeiro a 31 de dezembro de 2016.

33. Medsafe. Ficha de dados da Gentamicin Injection. 2019;(2):42020.

34. Garantia de qualidade farmacêutica da injeção de diazepam no Laboratório Nacional de Saúde do Mali | International Journal of Pharmaceutical and Bio Medical Science. 24 Dez 2022 [citado 18 Jan 2023]; Disponível em: https://ijpbms.com/index.php/ijpbms/article/view/215

35. Sika KTJR. Avaliação da qualidade do diazepam injetável recolhido nos centros de saúde e nas farmácias privadas do Mali em 2022. [Internet] [Tese]. USTTB; 2023 [citado 15 Jan 2024]. Disponível em: https://www.bibliosante.ml/handle/123456789/12171

36. Dembélé O, Coulibaly S, Dakouo J, Koumaré B. CONTROLO DA QUALIDADE DOS MEDICAMENTOS PRÉ E PÓS COMERCIALIZAÇÃO NO LABORATÓRIO NACIONAL DE SAÚDE, BAMAKO-MALI. Univers J Pharm Res. 15 Jan 2022;

37. Dembele O, Coulibaly SM, Cissé BM, Cissé M, Dakouo J, Cissé NH, et al. Vigilância pós-comercialização baseada no risco (RB-PMS) de medicamentos antimaláricos e saúde materna, neonatal e reprodutiva (MNCH) no Mali. J Drug Deliv Ther. 7 de março de 2022;12(2):6-10.

38. Vigilância pós-comercialização baseada no risco (RB-PMS2) de medicamentos antimaláricos e de SMNI no Mali (PY2) | International Journal of Pharmaceutical and Bio Medical Science. 27 Sep 2022 [citado 30 Mar 2023]; Disponível em: https://ijpbms.com/index.php/ijpbms/article/view/146

39. Health C, Force T. Medicamentos para a saúde do recém-nascido e da criança nos cuidados de saúde primários: amoxicilina e gentamicina pediátricas. 2022;

APÊNDICES

Apêndice I: Exemplo de um formulário de recolha de dados

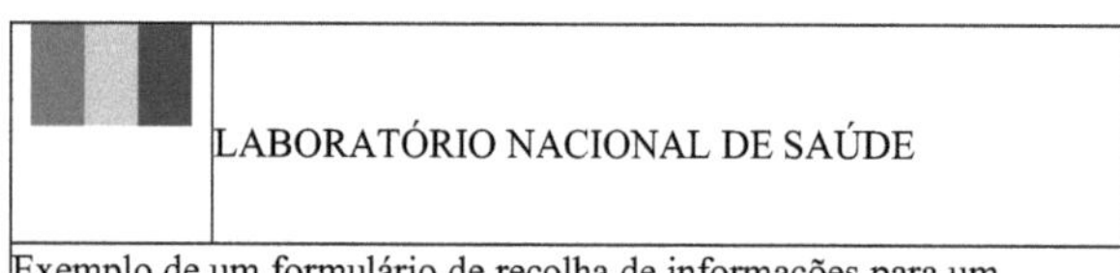

	LABORATÓRIO NACIONAL DE SAÚDE
Exemplo de um formulário de recolha de informações para um inquérito sobre a qualidade de certos medicamentos antimaláricos e de medicamentos para a saúde reprodutiva, materna, neonatal e infantil em circulação no Mali	

Código único da amostra: (Nome da região/número de identificação da instalação) (A: B)

Tipo de ponto de recolha: Privado :; Público: ; ONG: Nome do ponto de venda do medicamento/local onde a amostra foi colhida:

Endereço (incluindo número de telefone, número de fax e endereço eletrónico, se aplicável):

Nome do produto de amostra:

Nome da(s) substância(s) farmacêutica(s) ativa(s) (DCI) com a dosagem:

Forma farmacêutica (comprimido, cápsula, pó para injeção, etc.):

Tamanho da embalagem, tipo e material do recipiente:

Número do lote:

Data de fabrico:

Data de expiração:

Situação regulamentar no país, número de registo, se aplicável:

Nome e endereço do fabricante:

Quantidade recolhida (número de unidades de amostra ou de recipientes multidose recolhidos): Condições de armazenamento/climáticas no local/ponto de amostragem (temperatura e humidade, é aceitável a indicação apenas das condições diurnas, comentários sobre a adequação das instalações onde os produtos são armazenados no local, em especial para informação no DPM

Quaisquer anomalias, comentários ou observações que possam ser considerados relevantes:

Data de colheita da amostra :
Nome e assinatura dos responsáveis pela amostragem:
Nome e assinatura da autoridade de controlo :
Atenção:

✓ As amostras colhidas devem permanecer nos seus recipientes originais, intactas e não abertas.

✓ Este formulário de recolha de informações sobre a amostra deve ser sempre conservado com a amostra recolhida.

✓ Devem ser seguidos procedimentos de amostragem adequados.

✓ A base de dados Excel deve ser preenchida corretamente.

Anexo II :

Nã o	Código de amostras	Nome da marca	Fabricante	Núme ro do lote	País de origem	Estado registo	Resultad o
1	AL-01	Gentami cina	SINO PHARMACEUT ICAL EQUIPMENT CO.LTD	20054 8	China	MA inválida	Passar
2	AL-02	Gentami cina	SINO PHARMACEUT ICAL EQUIPMENT CO.LTD	20114 8	China	MA inválida	Passar
3	AL-03	Gentami cina	Laboratório Tong Mei	90522	Togo	MA inválida	Passar
4	AL-04	Gentami cina	SINO PHARMA	20114 8	China	MA inválida	Passar
5	AL-05	Gentami cina	Kwality Pharmaceuticals ltd	N- 16147	Índia	MA inválida	Não conforme
6	AL-06	Gentami cina	NORTE DA CHINA Farmacêutico	22034 0	China	MA inválida	Passar
7	AL-07	Gentami cina	Laboratório Tong Mei	90522	Togo	MA válido	Não conforme
8	AL-08	Gentami cina	Laboratório Tong Mei	14072 0	Togo	MA válido	Passar
9	AL-09	Gentami cina	NORTE DA CHINA Farmacêutico	22034 0	China	MA inválida	Passar
10	AL-10	Gentami cina	NORTE DA CHINA Farmacêutico	22034 0	China	MA inválida	Passar
11	AL-11	Gentami cina	Farmasino farmacêutico	FS210 10 7	China	MA inválida	Passar
12	AL-12	Gentami cina	NORTE DA CHINA Farmacêutico	22034 0	China	MA inválida	Passar
13	AL-13	Gentami cina	NORTE DA CHINA Farmacêutico	22034 0	China	MA inválida	Passar
14	AL-14	Gentami cina	Indústria farmacêutica internacional	P2009 05	China	MA inválida	Não conforme
15	AL-15	Gentami cina	Laboratório Tong Mei	90522	Togo	MA válido	Passar
16	AL-16	Gentami cina	NORTE DA CHINA Farmacêutico	22034 0	China	MA inválida	Passar
17	AL-18	Gentami cina	Laboratório Tong Mei	90522	Togo	MA válido	Passar
18	AL-19	Gentami	Pharma	P2009	China	MA	Não

49

		cina	international LTD	05		inválida	conforme
19	AL-20	Gentamicina	Guizhou Tiandi pharmaceutical	211034	China	MA inválida	Não conforme
20	AL-21	Gentamicina	NASBIC CORPORATION GROUP CO,LTD	210213	China	MA inválida	Não conforme
21	AL-22	Gentamicina	Laboratório Tong Mei	90522	Togo	MA válido	Passar
22	AL-23	Gentamicina	Humanwell pharma mali	201126	China	MA inválida	Passar
23	AL-24	Gentamicina	Humanwell pharma mali	200697	China	MA inválida	Não conforme
24	AL-25	Gentamicina	SINO PHARMACEUTICAL EQUIPMENT CO.LTD	200548	China	MA inválida	Não conforme
25	AL-26	Gentamicina	Trading private limited	S210245	Índia	MA válido	Passar
26	AL-27	Gentamicina	Tianjin king york group hubei	210528	China	MA inválida	Não conforme
27	AL-28	Gentamicina	Tianjin king york group hubei	210528	China	MA inválida	Não conforme
28	AL-29	Gentamicina	Farmasino farmacêutico	FS210 10 7	China	MA inválida	Passar
29	AL-30	Gentamicina	Humanwell pharma mali	210447	China	MA inválida	Não conforme
30	AL-31	Gentamicina	Guizhou Tiandi pharmaceutical	211034	China	MA inválida	Não conforme
31	AL-32	Gentamicina	NORTE DA CHINA Farmacêutico	220340	China	MA inválida	Passar
32	AL-33	Gentamicina	NORTE DA CHINA Farmacêutico	220340	China	MA inválida	Passar
33	AL-17	Gentamicina	Trading private limited	S210245	Índia	MA válido	Passar
34	AL-34	Gentamicina	Laboratório Tong Mei	90522	Togo	MA válido	Passar
35	AL-35	Gentamicina	Farmasino farmacêutico	FS210 10 7	China	MA inválida	Passar
36	AL-36	Gentamicina	BENLEX TRADING PVT LTD	220456	Índia	MA inválida	Passar
37	AL-37	Gentamicina	NORTE DA CHINA Farmacêutico	220340	China	MA inválida	Passar
38	AL-38	Gentamicina	DEVLIFO CORPORATION	31D2 200 1	Índia	MA inválida	Não conforme
39	AL-39	Gentamicina	Tianjin king york group hubei	210528	Índia	MA inválida	Não conforme
40	AL-40	Gentamicina	NORTE DA	20210	China	MA	Passar

				30 3			inválida	
		cina	CHINA Farmacêutico				inválida	
41	AL-41	Gentami cina	SHAN DONG YIKANG PHARMACEUT ICAL	21010 7	China	MA inválida		Passar
42	AL-42	Gentami cina	Farmasino farmacêutico	FS210 20 7	China	MA inválida		Passar
43	AL-43	Gentami cina	Laboratório Tong Mei	90522	Togo	MA válido		Passar
44	AL-44	Gentami cina	Tianjin king york group hubei	21052 8	China	MA inválida		Não conforme
45	AL-45	Gentami cina	SHAN DONG YIKANG PHARMACEUT ICAL	20210 30 3	China	MA inválida		Passar
46	AL-46	Gentami cina	Farmasino farmacêutico	FS210 10 7	China	MA inválida		Passar
47	AL-47	Gentami cina	Tianjin king york group hubei	21052 8	China	MA inválida		Não conforme
48	AL-48	Gentami cina	Laboratório Tong Mei	90522	Togo	MA válido		Passar
49	AL-49	Gentami cina	GRUPO FARMACÊUTI CO NACIONAL DA CHINA	20114 8	China	MA inválida		Passar
50	AL-50	Gentami cina	Kwality Pharmaceuticals ltd	N- 16147	Índia	MA inválida		Não conforme
51	23-0013	Gentami cina	ACCELIUS GLOBAL	EL22 01	Índia	MA inválida		Não conforme
52	22-0354	Gentami cina	Kwality Pharmaceuticals ltd	N- 19719	Índia	MA inválida		Não conforme
53	23-0255	Gentami cina	Humanwell pharma mali	10122 07 02	China	MA inválida		Não conforme

Anexo III: FICHA DE SINALIZAÇÃO

NOME: DAKOUO

PRIMEIRO NOME: Mawé Albert

Título da tese :

AVALIAÇÃO DA QUALIDADE DA GENTAMICINA INJECTÁVEL DISPENSADA NOS CENTROS DE SAÚDE E NAS FARMÁCIAS PRIVADAS DE BAMAKO

Cidade onde a tese foi defendida: Bamako

Depositário: Biblioteca da Faculdade de Farmácia.

Tel: 00223 73334495

E-MAIL: mawealbertdakouo@gmail.com

Sector de interesse: controlo de qualidade, regulamentação farmacêutica, saúde pública.

Resumo da tese

A gentamicina é um antibiótico aminoglicosídeo produzido por Micromonospora echinospora. É um inibidor bactericida da síntese proteica. É geralmente utilizada como tratamento curativo em combinação com antibióticos beta-lactâmicos. Pode ser prescrito como monoterapia em determinadas situações clínicas, nomeadamente no tratamento de infecções por bactérias Gram-negativas.

No entanto, para garantir o sucesso terapêutico, é essencial utilizar medicamentos de qualidade no contexto atual de medicamentos de qualidade inferior, falsificados e de baixa qualidade para os medicamentos essenciais de múltiplas origens.

O objetivo geral deste estudo foi avaliar a qualidade da gentamicina injetável vendida nos centros de saúde e nas farmácias privadas de Bamako.

No total, foram colhidas 53 amostras, 32 do sector privado e 21 do sector público (60,4% e 39,6%, respetivamente). Todas as amostras colhidas não estavam registadas ou tinham autorizações de comercialização expiradas, e provinham principalmente da China e da Índia. Após análise, 20 amostras não cumpriam as especificações exigidas. As causas da não conformidade deveram-se a uma subdosagem de ingrediente ativo, a uma sobredosagem de ingrediente ativo e/ou a um volume médio ou pH fora das especificações.

Os resultados levantam claramente a questão do registo sistemático dos medicamentos antes da sua colocação no mercado, do cumprimento do Plano Diretor de Abastecimento e Distribuição de Medicamentos Essenciais e outros Produtos de Saúde e da importância do controlo contínuo da qualidade e da vigilância pós-comercialização dos medicamentos para assegurar a saúde e garantir o acesso a medicamentos de qualidade para a saúde e o bem-estar da população.

Palavras-chave: Controlo de qualidade, Gentamicina, Bamako.

JURAMENTO DE GALENO

*Juro, na presença dos mestres da Faculdade, dos conselheiros da Ordem dos Farmacêuticos
e dos meus colegas estudantes Honrar aqueles que me instruíram nos preceitos da minha arte
e mostrar-lhes a minha gratidão. reconhecimento, permanecendo fiel aos seus ensinamentos;
Exercer a minha profissão de forma conscienciosa, no interesse da saúde pública, e respeitar
não só a legislação em vigor, mas também as regras de honra, probidade e desinteresse;*

*Nunca esquecer a minha responsabilidade e os meus deveres para com os doentes e a sua
dignidade humana;*

*Em circunstância alguma aceitarei utilizar os meus conhecimentos e o meu estatuto para
corromper a moral e encorajar actos criminosos;*

*Que os homens me estimem se eu for fiel às minhas promessas. Que eu seja coberto e
desprezado pelos meus colegas se não o fizer!*

Juro!

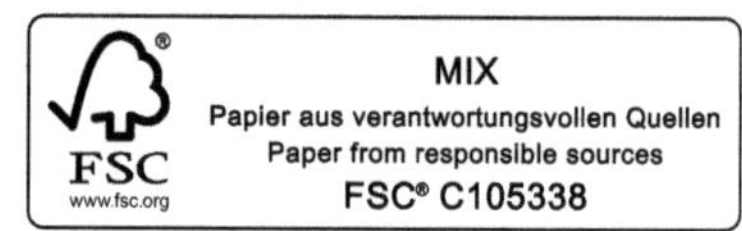

Printed by Books on Demand GmbH, Norderstedt / Germany